MANUEL

D'AUTOPSIE CADAVÉRIQUE

MÉDICO-LÉGALE.

MANUEL

D'AUTOPSIE CADAVÉRIQUE

MÉDICO-LÉGALE,

TRADUIT DE L'ALLEMAND

DU DOCTEUR ROSE,

SUR LA DERNIÈRE ÉDITION;

Augmenté de Notes, et de deux Mémoires sur la Docimasie pulmonaire, et sur les moyens de constater la Mort par Submersion,

PAR C.-C.-H. MARC,

Docteur en Médecine, Archiviste de la Société médicale d'Emulation de Paris, Membre de la Société Galvanique, etc.

A PARIS,

Chez { DUMINIL-LESUEUR, Imprimeur-Libraire, rue de la Harpe, N°. 78;
CROCHARD, Libraire, rue de l'Ecole de Médecine, N°. 3.

M. DCCC. VIII.

À

MONSIEUR LEGOUX,

Procureur - Général Impérial près la Cour de Justice Criminelle et Spéciale du Département de la Seine, et Membre de la Légion d'Honneur,

COMME UN FOIBLE HOMMAGE

RENDU

A SES TALENS ET A SES LUMIÈRES,

Par son très-humble serviteur,

MARC.

AVANT-PROPOS

DU TRADUCTEUR.

Lorsqu'on réfléchit sur les progrès des sciences physiques en France, lorsque surtout on considère combien les découvertes des savans Français ont contribué à reculer les bornes de la médecine, ne doit-on pas être justement surpris qu'une de ses applications des plus importantes, que la médecine légale y soit restée à peu près stationnaire? En effet, pendant que tous les élémens propres à avancer cette intéressante doctrine découloient avec profusion des vastes recherches des physiciens Français, on a vu nos tribunaux déplorer l'insuffisance et l'incertitude de l'expertise médicale.

A quoi attribuer une imperfection aussi funeste au bien-être social? Seroit - ce au génie de la Nation ? Mais comment alors concilier cette supposition avec ce qui vient d'être dit ? comment une doctrine qui dérive en grande partie de celles des sciences précisément auxquelles les Français se sont appliqués avec une ardeur particulière (1), n'auroit - elle pas reçu de ces efforts une impulsion heureuse ?

Un obstacle d'un tout autre genre a donc paralysé l'influence avantageuse qu'auroit dû exercer sur la médecine légale le perfectionnement des sciences ; et cet obstacle date de loin.

On sait que c'est la procédure criminelle qui réclame particulièrement l'expertise médicale : l'examen des plaies, surtout, forme le sujet le plus ordinaire des rapports médico-légaux. Ces rapports, par leur nature, semblèrent dévolus aux chirurgiens, et les juges d'autrefois, plus empressés de satisfaire

---

(1) L'anatomie, la physiologie et la chimie.

aux formes que de se pénétrer de leur véritable but, ne méconnurent que trop souvent toute l'importance et l'étendue de cette sorte d'expertise : ils se flattoient que celui qui posséderoit ou qui du moins devroit posséder quelques connoissances anatomiques, seroit propre à éclairer indistinctement les cas de médecine judiciaire qui lui seroient soumis ; et cette fonction si grave, à laquelle se lient étroitement le bonheur et la sûreté des citoyens, ne fut que trop souvent confiée au premier barbier venu : ce ne fut qu'au commencement du dix-septième siècle, vers la fin du règne de Henri IV, que ce monarque déféra à son premier médecin le droit de nommer des chirurgiens-légistes ; mais ces charges étoient vénales, c'est en dire assez !

Cette indifférence sur le choix des experts se propagea depuis, sans qu'on songeàt à y porter remède : elle tint principalement au dégoût qu'inspira aux tribunaux l'insuffisance de l'expertise médicale : ils reprochèrent à la science, des défauts qui ne résultoient que de l'inexactitude de ceux qui la professoient.

Le mépris de la médecine légale, les limites étroites auxquelles on sembloit l'avoir restreinte, fut en même temps la cause que les médecins distingués d'ailleurs dans leur profession, dédaignèrent s'en occuper. Malgré les travaux immortels des Petit et des Louis, et qui seuls auroient dû suffire pour faire sentir toute l'étendue des ressources que la jurisprudence peut tirer de la médecine, les chaires de médecine légale restèrent vacantes, et la France ne produisit aucun traité dogmatique sur cette science, à moins qu'on ne veuille qualifier de ce nom quelques ouvrages incomplets sur l'art de faire des rapports, et dont Ambroise Paré a le mérite d'avoir donné la première idée.

Tel fut le sort de notre médecine légale jusqu'à l'époque de la révolution. Examinons, avant que d'aller plus loin, son origine et sa marche chez celle des nations qui, on ne sauroit en disconvenir, a porté au plus haut degré de perfection les connoissances médicojudiciaires ainsi que leur application effective; je veux parler des Allemands.

Les lois des Germains se réduisoient jusqu'environ 5oo ans après l'ère chrétienne, à leurs habitudes et à des coutumes que les druides, afin d'en répandre plus aisément la connoissance, avoient consignées en aphorismes rhythmiques. Les émigrations survenues dans le cinquième siècle entraînèrent de grands changemens dans la législation des peuples émigrés, qui l'altérèrent par des lois romaines qu'ils promulguèrent sur les lieux choisis par eux pour y fixer leur nouvelle demeure. Charlemagne parut alors, et ajouta diverses lois à celles des peuples qui n'ayant pas voulu changer de patrie, avoient conservé leurs anciennes coutumes; ces lois sont connues encore aujourd'hui sous le nom de *Capitulaires.*

La race de Charlemagne s'éteignit au commencement du dixième siècle, et entraîna avec elle dans la tombe les institutions de cet illustre législateur. Les anciennes lois furent sapées et firent place à des usages aussi cruels qu'absurdes, tels, entre autres, que l'épreuve du feu, de l'eau, etc. Ce fut aussi vers cette époque que se forma en Westphalie d'abord ce tribunal redoutable, qui enveloppant ses décisions barbares de mystères et de ténèbres, acquit en peu de temps assez de consistance pour faire trembler et le prince et le serf. L'abus qu'il fit de sa puissance, finit par lui attirer la haine de l'Empire Germanique entier, qui se ligua contre lui et parvint à le détruire. Pendant ces troubles, une foule de jeunes jurisconsultes sortis des universités italiennes, amalgamèrent peu à peu, d'une manière étrange, le droit romain et le droit canon aux lois du pays. Cette confusion entraîna de fréquentes contestations et des embarras qui, en entravant la marche de la justice, laissèrent souvent le crime impuni. On sentit enfin la nécessité de mettre un terme à tous les désordres qui provenoient de l'insuffisance des lois, et l'on s'occupa particulièrement aux diètes de 1498 et de 1500, de la confection d'un code pénal. L'empereur Charles V fit plus, il détermina, en 1532, à la diète de Ratisbonne, la rédaction d'un code pénal en langue allemande, connu depuis sous le nom de *Caroline*, et qui jusqu'à ce jour sert de base aux procédures criminelles dans une grande partie de l'Allemagne. Quoiqu'on puisse lui reprocher de renvoyer trop souvent aux décisions arbitraires des jurisconsultes et à celles des lois romaines, qui ne s'expliquent point clairement sur les degrés de peines à infliger à certains délits, il a néanmoins le mérite incontestable d'avoir décidé l'étude suivie de la médecine légale. Non-seulement les articles 147 et 148 rendent la médecine indispensable à la jurisprudence, mais une infinité d'autres dispositions encore, en proportionnant les peines aux effets physiques du délit, réclament par cela même une appréciation scrupuleuse de ces effets. Les fonctions qui se rapportent à cette expertise furent dévolues presque exclusivement aux médecins, parce que eux seuls exerçoient en Allemagne la haute chirurgie, et que ce qu'on y appelle vulgairement des chirurgiens, n'étoient et ne sont encore aujourd'hui que des barbiers dépourvus des lumières nécessaires au médecin-légiste. On ne les fit intervenir dans l'inspection médico-judiciaire, que pour la partie manuelle et comme témoins seulement; la con-

fection

fection du rapport et les conséquences à en tirer, regardoient le médecin seul.

Bientôt les facultés de médecine s'empressèrent de répondre à la confiance des jurisconsultes ; la médecine légale y forma une branche distincte de l'enseignement ; des traités dogmatiques se succédèrent ; on plaça dans le ressort des cours de justice, un nombre suffisant de gens de l'art d'une instruction et d'une moralité reconnues, qui non-seulement furent chargés exclusivement de l'exercice de la médecine légale, mais encore de tout ce qui a rapport à l'hygiène publique. Afin de les distinguer des autres médecins, on leur décerna, selon l'étendue de la juridiction, le titre de physiciens de ville, de province, etc., parce qu'en effet, un bon médecin-légiste est un physicien par excellence.

A cette institution se joignirent encore d'autres usages qui en obligeant le médecin-légiste à porter une extrême

attention dans l'exercice de ses fonctions, ne contribuèrent pas peu à l'a-
vancement de la science. D'une part
les défenseurs s'appliquèrent à attaquer
les rapports médico-judiciaires lorsqu'ils n'étoient point favorables à l'accusé; aidés, comme on le pense bien,
dans cette controverse par des gens
de l'art, il y alloit de l'amour-propre
de l'expert de ne point donner prise
sur lui. D'un autre côté, les juges, gui-
dés par un esprit louable de défiance
que leur inspiroient l'imperfection des
connoissances humaines et les erreurs
auxquelles ils sont exposés, s'empressèrent d'éclairer leur conscience par
tous les moyens possibles, et ne pro-
cédèrent jamais à la prononciation et à
l'exécution définitive d'un arrêt, qu'ils
n'eussent préalablement soumis les actes
de la procédure aux lumières de deux
et même de plusieurs Universités, dont
les facultés de médecine se saisissoient,
comme de raison, de ce qui pouvoit

avoir rapport à la procédure médico-judiciaire. Ainsi, une nouvelle censure relevoit jusqu'aux moindres fautes, on rendoit justice à la précision des travaux du médecin-légiste.

Enfin, on peut encore ajouter à ces causes essentielles de l'avancement de la médecine légale en Allemagne, cette communication active qui y règne parmi les savans et qui est une suite de ce nombre considérable d'ouvrages littéraires périodiques, dont plusieurs consacrés spécialement à la médecine judiciaire, forment un recueil précieux de *causes célèbres* et de monographies, dont la publicité ne contribue pas peu à éclairer et à fixer le jugement de l'expert dans ces cas malheureusement trop fréquens, où la vérité se dérobe sous un voile épais que l'art seul du médecin peut pénétrer.

Il est temps de revenir à l'époque mémorable qui changea la face de la France, et d'examiner quelle a pu être l'influence de cette secousse politique sur la médecine légale : malheureusement ne vois-je encore ici que des progrès presque insensibles vers le mieux. La révolution a, il est vrai, décidé une réforme salutaire dans notre jurisprudence, surtout dans la procédure criminelle ; cette réforme même sembloit devoir entraîner naturellement celle de la médecine légale, d'autant plus que l'institution des jurés réclamoit plus que jamais l'établissement des preuves matérielles : mais une foule de circonstances fâcheuses s'opposèrent encore cette fois à l'application convenable des principes de la médecine à la jurisprudence. La désorganisation des Ecoles de médecine, l'abolition des corporations, et par conséquent celle des priviléges d'exercer l'art de guérir, acquis par de longues études et de pénibles sacrifices, ouvrirent le sanctuaire d'Epidaure à une nuée de profanes. On vit un nombre effrayant d'individus, dépourvus de toute espèce d'instruction, suivre les armées et les hôpitaux, s'y livrer pendant quelque temps aux opérations les plus *routinières* de la petite chirurgie, retourner dans leurs foyers et y répandre, sous le titre atrocement ironique *d'officiers de santé*, les infirmités et la mort. Ce furent cependant ces mêmes êtres dangereux qui osèrent s'arroger le droit d'éclairer Thémis; et ce qui est moins concevable encore, ce furent ces mêmes ignorans que Thémis sembla consulter de préférence (1).

Telle étoit la situation de la médecine judiciaire pendant presque tout le

______

(1) Que l'on ne croie pas qu'il y ait de l'exagération dans ce fait; il suffiroit de consulter les archives des tribunaux pour se convaincre de sa vérité; on y trouveroit une ample collection de rapports médico-judiciaires qui semblent sortis plutôt de la plume d'une cuisinière que de celle d'un médecin. Je démontrerai ailleurs que ce ne sont pas les cours de justice desquelles dépend ce choix.

décours de la révolution. La classe éclai-
rée des médecins, des chirurgiens et des
magistrats gémissoient sur son avilisse-
ment sans pouvoir rien changer à des
institutions vicieuses, et qu'ils regardoient, à juste titre, comme la source
du mal. Aussi fit-on quelques efforts
pour perfectionner et répandre une
science aussi utile; non-seulement divers professeurs s'adonnèrent à son
enseignement, mais on vit encore plusieurs Traités dogmatiques de médecine
légale se succéder en peu de temps (1).
L'impulsion sembloit commencer à se
donner; mais elle ne fut ni assez active ni assez suivie pour amener des
résultats satisfaisans.

Espérons qu'aujourd'hui où une ré-

---

(1) Les Traités de Fodéré, de Mahon et de Belloc;
quelles que soient les lacunes que présentent ces
ouvrages, ils ont le mérite incontestable d'être les
premiers de ce genre qui aient paru en France, et
sous ce rapport, on doit compter pour beaucoup la
difficulté d'embrasser une matière nouvelle.

génération heureuse de l'Etat y a fait naître l'ordre et le calme, et a fait rentrer chaque citoyen dans la classe à laquelle il a droit d'appartenir, où par conséquent l'exercice de la médecine doit être l'apanage de celui que des titres valables et justement acquis y autorisent; espérons, dis-je, que la médecine légale ne tardera pas à se ressentir de tant de changemens avantageux.

Qu'il me soit permis d'émettre ici quelques idées sur un point dont l'importance ne sauroit être assez vivement sentie.

Pour que la Société tire tout l'avantage possible des progrès de la médecine légale, il ne suffit pas seulement que la partie la plus laborieuse et la plus instruite des gens de l'art parvienne, par ses recherches, à éclairer les points les plus épineux et les plus obscurs de la science, ce travail, tout indispensable qu'il est, ne rempliroit qu'imparfaitement le but principal, si les données obtenues ne recevoient en même temps une application réelle aux cas de procédures qui peuvent se présenter. J'ai dit autre part, que la justice confioit fréquemment les fonctions du médecin-légiste aux individus les moins propres à les remplir : cet abus nuisible est presque toujours indépendant de la volonté des tribunaux, et tient plutôt au choix des officiers publics chargés de la première instruction du procès. Je suppose, pour en donner un exemple, que dans un village de la juridiction du département de la Seine, on trouve un cadavre dans la rivière : qu'arrivera-t-il ? l'officier public requerra le chirurgien le plus voisin, qui, tant bien que mal, dressera son rapport sur l'état du cadavre : je suppose, en outre, que ce rapport décide que l'individu trouvé ne s'est point noyé volontairement ou par accident, mais qu'il a été submergé par d'autres

personnes,

personnes, ou bien qu'il n'a été jeté à l'eau qu'après avoir essuyé des violences mortelles, et qu'en même temps il se réunisse sur un des habitans une masse de soupçons assez graves pour le décréter d'accusation. On traduit celui-ci devant le tribunal compétent, qui est bien obligé de s'en rapporter aux recherches d'un chirurgien de campagne, qui est ou ignorant, ou du moins peu familiarisé avec l'expertise médico-judiciaire; il reste, à la vérité, aux juges qui se méfient du rapport, la ressource de recourir aux lumières de gens de l'art mieux instruits : mais que peuvent faire ceux-ci ? Ils ne peuvent plus juger le fait avec exactitude, puisque le corps du délit ne peut être soumis à leurs sens; ils ne peuvent s'attacher qu'au procès-verbal, qu'au *visum et repertum* même du chirurgien, ainsi qu'aux inductions qu'il en tire; et si son rapport offre des omissions, ils ne pourront affirmer ni l'existence ni la non existence des effets d'un délit, dont les traces positives ou négatives n'auront pu leur être présentées.

Ces seules réflexions suffisent pour faire sentir combien il importe au perfectionnement de la médecine légale, en France, de ne commettre les rapports d'expertise qu'à des hommes assez éclairés pour n'y laisser rien à désirer de ce qui peut instruire les tribunaux. Il conviendroit donc ici d'imiter les Allemands, et d'assigner à chaque ville et à chaque district un médecin ou chirurgien-légiste, qui auroit fait une étude particulière de la science en question : cette disposition n'excluroit point la nécessité d'établir en outre des médecins et chirurgiens-légistes auprès les tribunaux ; on leur déféreroit la révision des rapports, lesquels devroient leur parvenir, autant que possible, durant l'instruction première du procès, et dans le cas de mort violente, avant l'inhumation du cadavre.

Il seroit convenable que ces mêmes hommes fussent en même temps chargés de ce qui peut avoir rapport à l'hygiène publique (1), dont plusieurs points de doctrine ont un rapport direct avec la médecine légale.

En attendant qu'on parvienne aux réformes que l'on croira convenables pour tirer la médecine judiciaire de cet état d'abandon dans lequel elle se trouve plongée, j'ai cru me rendre utile au pays où j'écris, en offrant aux médecins et chirurgiens chargés de l'expertise médico-légale, un guide propre à les diriger dans toute inspection cadavérique ordonnée par la justice.

A cet effet, j'ai entrepris de traduire un ouvrage qui jouit, en Allemagne, de la réputation la mieux méritée et

---

(1) Je m'occupe, depuis quelques années, à rédiger cette branche importante de la science médicale en forme de doctrine, et compte en publier bientôt une partie.

qui se distingue avantageusement par sa méthode et sa concision. J'y ai ajouté quelques notes que j'ai cru nécessaires, mais auxquelles je n'attache aucune prétention. Pour ce qui est de la terminologie anatomique, j'ai pensé devoir adopter celle de Winslow, parce que je la regarde comme la plus répandue, et qu'écrivant pour des hommes de tous les âges, j'ai dû encore me rendre intelligible à ceux auxquels les expressions nouvelles pourroient ne pas être familières : la même considération m'a fait joindre la nomenclature chimique ancienne à celle moderne.

Au reste, j'ose avancer que ceux qui voudront suivre rigoureusement les règles que prescrit ce Manuel, seront sûrs de ne rien omettre de ce qui peut importer à cet éclaircissement des causes, lequel dépend de l'examen cadavérique. Les rapports faits d'après les principes qui seront exposés, auront toujours l'avantage inappréciable, quant même ils ne renfermeroient pas des conséquences justes, d'offrir aux tribunaux une masse de données suffisante pour fixer l'opinion des experts en dernier ressort, et de les conduire à ce degré de certitude que les bornes de l'entendement humain comportent.

Enfin, je me suis permis d'ajouter à cet ouvrage, deux Mémoires sur deux sujets des plus fréquens et en même temps des plus délicats de médecine légale : l'un de ces Mémoires traite de la submersion, l'autre de la docimasie pulmonaire ; j'ai tâché d'y exposer et d'y apprécier les opinions des observateurs sur ces matières intéressantes : mon travail, s'il n'a d'autre mérite, aura du moins celui de donner à mes lecteurs la mesure de cette sage réserve qui devra ne jamais abandonner le médecin-légiste lorsqu'il s'agira de prononcer ; ils concevront par cette lecture seule, combien il reste à celui-ci de circonstances à saisir, combien de faits à comparer avant que d'oser émettre une opinion qui doit décider de la fortune, de l'honneur et de la vie de son semblable.

Puisse le Public ne juger mes efforts que sur mon seul désir d'être utile, plutôt que sur mes moyens d'exécution ! alors je serai assuré de son indulgence ; elle m'inspirera une ardeur nouvelle à contribuer à l'avancement d'une science que je ne cesserai de chérir.

MANUEL

D'AUTOPSIE CADAVÉRIQUE MÉDICO-LÉGALE.

CHAPITRE PREMIER.

Règles générales relatives aux Autopsies cadavériques médico-judiciaires.

1°. Toute autopsie cadavérique médico-judiciaire s'exécute par un médecin et chirurgien assermentés pour tous les cas généralement qui concernent la médecine judiciaire ; ou bien, par un homme de l'art spécialement et extraordinairement requis. Cette inspection a lieu en présence d'un ou de plusieurs mandataires de la justice.

2°. Le médecin sera tenu de s'instruire par les actes de la procédure, et dont il demandera communication au magistrat, du nom, de l'âge, de la profession et du genre de vie du décédé ;

il devra encore, à moins que des lois positives ne le lui interdisent, tâcher de se mettre, autant que possible, au fait de tout ce qu'on aura pu apprendre du genre de lésion ou de mort; s'informer de l'heure, se procurer l'instrument meurtrier, connoître la position du corps au moment où il reçut le coup fatal, le traitement interne ou externe qui aura pu être administré, le temps que le malade aura passé sans secours, les symptômes et autres circonstances qui auront rempli l'intervalle entre la lésion et la mort; l'époque à laquelle on découvrit le corps, les circonstances qui s'y présentèrent, s'il étoit nu ou vêtu, et de quelle manière; l'endroit où on le trouva, s'il étoit exposé à l'air libre; s'il étoit recouvert de quelque chose; s'il étoit dans l'eau, dans la terre; s'il étoit entouré de quelque substance susceptible d'exercer une action sur lui, notamment de favoriser la putréfaction; enfin, on appréciera le degré de température, d'humidité ou de sécheresse de l'endroit où le cadavre aura été trouvé, de l'atmosphère et de la saison. Dans toutes ces recherches, le médecin évitera scrupuleusement de ne point établir comme faits, les présomptions qui pourroient lui être suggérées par d'autres personnes, sans même en excepter les magistrats, afin que sa décision soit indépendante de toute influence autre que celle de son propre jugement (1).

3°. Il est presqu'inutile de remarquer, que la vraisemblance la plus éloignée d'un reste de principe vital devra faire recourir de suite aux tentatives propres à ranimer la vie.

4°. Aucuns des instrumens nécessaires à une recherche cadavérique exacte ne devront manquer, et devront tous être en bon état. Il ne seroit pas inutile d'être muni de gravures anatomiques correctes, non - seulement pour présenter plus distinctement aux sens des magistrats, des faits d'une haute importance ; mais encore pour aider la mémoire dans les cas douteux et difficiles, et éviter par ce moyen toute espèce d'erreur.

―――――

(1) Cette dernière considération me semble contredire ce que M. Rose vient de conseiller plus haut : *de se faire communiquer les actes de la procédure.* Cette communication ne peut-elle pas avoir quelquefois des conséquences dangereuses, en prévenant l'esprit du médecin-légiste pour ou contre l'accusé, et en exposant ainsi le premier à commettre précisément la faute que l'auteur recommande tant d'éviter? (*Note du Trad.*)

5°. Le médecin précisera, dans son rapport, l'endroit où le cadavre aura été découvert, la position du corps au moment où il aura été trouvé, ses vêtemens, et tout ce qui pourroit y avoir quelque rapport.

6°. Le chirurgien est, dans la règle, spécialement chargé de la partie manuelle de l'examen cadavérique. Le médecin pourra cependant y coopérer s'il le juge à propos (1).

7°. La dissection cadavérique médico-judiciaire ne devient impossible que dans le cas où la putréfaction est complétement établie, Le premier degré de la décomposition animale ne doit point former d'obstacle (2); ce-

----

(1) On s'expliquera facilement cette prééminence de la médecine sur la chirurgie en Allemagne, en lisant ma préface. (*Note du Trad.*)

(2) L'auteur critique à ce sujet (dans une note) un passage de l'instruction du Collége de médecine de l'empire de Russie, datée du 19 janvier 1797, et dans laquelle on prescrit de visiter les cadavres avant que la putréfaction ne soit établie, parce qu'elle rend toute espèce de perquisition incertaine. Il réprouve, avec raison, des expressions aussi vagues, puisqu'à la rigueur, le premier degré de putréfaction doit dater de l'instant même de la mort. Sans s'arrêter à ces subtilités, il me

pendant, on devra en indiquer exactement les effets : par exemple, s'il s'exhale une odeur cadavéreuse, et à quel degré ; si le corps est bouffi ; si la couleur de la peau est altérée, soit en certains endroits seulement, soit généralement, si elle est plombée, livide, noire ; si l'épiderme se détache, si la chair musculaire est ramollie, pultacée.

8°. Il est convenable que le médecin con-

---

semble que la putréfaction ne peut former d'obstacle à l'examen cadavérique, que lorsqu'elle a difformé les organes au point d'en rendre les lésions méconnoissables. Encore peut-il se présenter certaines circonstances qui, même dans cette supposition, nécessitent du moins l'inspection des parties à l'abri de la putréfaction, je veux dire de celles osseuses : telle seroit, par exemple, une lésion de la charpente crânienne, dans le cas où on auroit acquis quelques données sur sa nature, avant la découverte du cadavre, etc. M. Rose n'approuve pas davantage les formes suivantes de l'instruction russe : « *Si dans l'examen cadavérique il se présentoit quelque fait douteux au point d'exclure toute espèce de certitude, on le passera sous silence.* » Il croit, avec raison, que cette définition donne trop de latitude aux gens de l'art, lesquels, lorsqu'ils sont requis par la justice, doivent plutôt observer que juger. (*Note du Trad.*)

signe dans des notes très-concises, qui serviront à son usage particulier, ce que l'ouverture du cadavre offre de remarquable. Si le médecin opère lui-même, il dictera ses remarques à un des assistans.

9°. Le procès-verbal de l'examen cadavérique doit être dressé par l'officier de justice pendant la dissection même du cadavre, et non après, afin d'éviter toute espèce d'erreur et de contestation ; à cet effet, le médecin devra indiquer à l'officier de justice tout ce qui se présentera de remarquable, le lui montrer et tâcher de le lui expliquer. L'inspection cadavérique terminée, l'officier de justice donnera lecture de son procès-verbal au médecin et chirurgien, lesquels le signeront.

10°. Lorsqu'il deviendra indispensable de transférer le cadavre d'un endroit à un autre pour y être examiné, ce transport devra se faire avec toute la précaution convenable. Ni le médecin, ni le chirurgien ne devront abandonner un instant le corps, et ils auront soin que rien ne puisse l'endommager ou en augmenter les lésions.

11°. On déshabille, avant tout, le cadavre avec précaution, et si cela est nécessaire, on le *lave* et on *rase* les parties chevelues.

12°. Alors, on procède avec soin à l'examen externe. On remarque la couleur de la peau, la rigidité ou la flexibilité des membres, l'enflure, la bouffissure, l'amaigrissement général ou partiel, l'état des sphincters, et, en un mot, tout ce qui semble s'éloigner de l'état régulier. Ainsi, toute partie et organe irrégulièrement conformés, péchant par excès ou par défaut, les taches, les sugillations, les plaies, les ulcères, les contusions, les hernies, les chutes, les fractures, les luxations, les écoulemens de sang ou d'autres liquides, par la bouche, le nez, les oreilles, les parties sexuelles, l'anus, etc., devront être exactement spécifiés. Quand le cadavre est inconnu, on constate en outre sa taille, sa corpulence, la couleur des yeux et des cheveux, ce que les traits offrent de remarquable; toute cicatrice, verrue, tache de naissance, etc. : ces circonstances devront être scrupuleusement indiquées.

13°. On examine plus particulièrement toute tache brune ou bleue qui se présente sur la peau, et on l'incise afin de savoir si elle n'est que l'effet d'un commencement de décomposition, suite naturelle de la mort; ou bien si elle est une véritable ecchymose. On n'oubliera, dans aucun cas , d'ajouter si la partie tachée est tuméfiée ou non.

14°. Les parties sous lesquelles ou dans lesquelles peuvent se dérober des lésions subtiles et peu apparentes, méritent surtout d'être soumises à une inspection sévère : telles sont principalement les cavités buccale et nasale, la nuque, les oreilles, les aisselles ; chez les femmes à gorge flasque et pendante, les endroits que recouvrent les seins , et notamment ceux que recouvre le sein gauche ; les parties sexuelles, l'anus ; chez les enfans, en outre, les fontanelles.

15°. S'il se présente une lésion externe , on commence d'abord par diriger son attention vers elle ; on indique exactement l'endroit même de la lésion, son étendue en longueur, en largeur et en profondeur , ses rapports avec l'instrument meurtrier (supposé qu'on soit parvenu à se le procurer), et sa direction. Lorsqu'après cet examen préliminaire , on emploie le scalpel pour visiter de plus près la lésion, on incise lentement et en épargnant, autant que faire se peut, la blessure même, afin de déterminer jusqu'à quel point les parties les plus voisines ont pu être compromises.

16°.

16°. On fixera, en outre, plus particulièrement l'espèce de la lésion. On examinera donc :

A. *Si c'est une plaie*, et dans ce cas, quelle est sa forme, sa grandeur, sa profondeur, sa direction ; si elle est accompagnée de meurtrissure des parties ; quelles sont celles compromises ; Quels sont surtout les nerfs, les vaisseaux considérables, particulièrement les artères qui ont souffert. Si la blessure a été faite par un instrument *tranchant, hachant, contondant ;* si la blessure a été faite par un instrument *pointu ;* on s'assure si elle est large ou étroite ; on détermine la profondeur de son canal et les parties qui se trouvent offensées dans son trajet ; s'il y a phlogose, suppuration, amas purulent, sphacèle ; comment et à quel degré. Si c'est *une plaie par meurtrissure ;* quelles sont les parties meurtries, froissées, détruites ou entièrement arrachées ; quels sont, notamment dans ce cas, les vaisseaux, les nerfs, les viscères offensés ; s'il se trouve quelque *corps étranger* dans la plaie, tel qu'une balle, des fragmens de vêtemens, d'os, etc. ; s'il y a phlogose, suppuration ou sphacèle ; à quel degré et dans quelle étendue ; quelle est la manière dont se comportent les parties voisines.

B. *S'il y a contusion sans plaie*, on examine quelles sont les parties froissées ; s'il y a
rupture de quelque vaisseau ou viscère ; si on
remarque des épanchemens, des engorgemens
ou des extravasions de sang ou d'un autre
liquide ; dans quelle partie et dans quelle
étendue. On déterminera si les ecchymoses
sont apparentes (c'est-à-dire, si ce sont de ces
taches qui naissent d'une débilité des solides et
d'une décomposition des liquides, ou qui
deviennent les suites d'une forte congestion
sanguine, déterminée peu de temps avant la
mort par une cause morbide), ou si elles
sont de véritables meurtrissures dues à une
rupture ou à un déchirement des vaisseaux (1) ; si la contusion indique l'action

---

(1) Il est de la dernière importance pour le médecin-
légiste, de distinguer l'ecchymose apparente de celle
de cause externe. Lorsque la tache est le résultat d'une
violence externe, on y découvre, selon Paul Zacchias,
par l'incision, un amas de sang épais et concret, phénomène qui n'a pas lieu dans l'ecchymose spontanée,
ou de cause interne. Stoll a néanmoins prouvé que cette
distinction est sujette à des exceptions, et cette seule
considération doit engager le médecin-légiste à suspendre sa décision dans les cas très-douteux, et où
l'ecchymose est le seul signe qui doive déterminer l'état

comme irritant violent, ou immédiatement comme moyen de désorganisation complète d'une force extérieure assez grande pour avoir pu produire des commotions de parties, tant voisines qu'éloignées, et surtout de viscères importans (1); si les parties avoisinantes ne présentent aucune altération ; si à la contusion se joignent encore des traces d'inflammation, de suppuration ou de sphacèle.

C. *Si la lésion est une brûlure*, on apprécie son degré et son étendue ; c'est-à-dire, on indique si la matière ignée a agi seulement

___

de vitalité pendant la lésion. J'excepterois cependant de cette règle, les empreintes ecchymosées qui représentent très-distinctement l'impression de l'instrument meurtrier. Ainsi, sur un pendu, l'ecchymose bien tracée par la corde ; ainsi, des traces ecchymosées de liens appliqués aux extrémités, indiqueront d'une manière certaine que ces violences n'ont point été exercées sur un cadavre. (*Note du Trad.*)

(1) Voyez entre autres, à ce sujet, un mémoire des plus intéressans sur *les abcès du foie qui compliquent les plaies de tête*, inséré par M. Richerand dans le Journal de médecine, chirurgie et pharmacie de MM. Corvisart, Leroux, etc., frimaire an XIII, vol. X, p. 199. (*Note du Trad.*)

sur la partie : ainsi, si les parties atteintes se trouvent seulement dans un état inflammatoire, ou si elles sont couvertes de cloches ; quel est le liquide contenu dans ces cloches, et, en supposant qu'elles en contiennent, s'il est limpide, jaunâtre, rougeâtre, brunâtre ; s'il y a suppuration, gangrène, quelle en est l'étendue ; dans quel état s'offrent les parties avoisinantes et non sphacélées ; si la gangrène est sèche ou humide. Quel que puisse être le degré de l'ustion, on devra en déterminer exactement les limites, dénommer les parties qu'elles renferment, et indiquer l'état de celles les plus voisines.

D. *Si la lésion est l'effet d'un caustique violent*, on observera les règles précédentes.

E. *Si la lésion est due à l'action du froid*, on constate si la congélation est générale ou locale : dans le premier cas, après avoir tenté tous les moyens de secours que cet accident réclame, on soumet à un examen sévère toutes les parties du corps, notamment les cavités cérébrale et thorachique. Lorsque surtout le corps aura été transporté brusquement du froid dans une température très-élevée, on insistera, avec beaucoup de soin, sur le degré d'inflammation, de suppuration et de sphacèle, ainsi que sur l'état des parties les plus voisines de celles évidemment compromises.

F. *Si la lésion consiste en une luxation ou fracture osseuse*, on devra constater si l'état des parties molles environnantes établit que la lésion osseuse a eu lieu avant ou après la mort; quelle est la partie de l'os luxée ou fracturée; si la luxation, si la fracture est simple, c'est-à-dire, si elle n'intéresse qu'un seul os, ou si elle est composée, ou même compliquée; en quoi alors consistent les caractères accessoires, qui constituent la fracture compliquée; si la luxation est accompagnée de fracture, ou celle-ci de luxation; s'il y a lésion des parties environnantes; s'il y a une plaie extérieure; quelles sont les parties meurtries; s'il y a inflammation, suppuration, sphacèle.

17°. Il seroit insuffisant de borner l'examen au lieu seul de la lésion; on devra encore, pour peu qu'elle soit importante, ouvrir et visiter *les trois cavités principales*, celles de la tête, du thorax et de l'abdomen. On désignera scrupuleusement ce qu'on y aura remarqué, même lorsqu'on croira avoir découvert, dans une cavité quelconque, une cause suffisante de la mort, il sera à propos de ne point négliger la visite des autres, parce que, dans un examen aussi délicat, il vaut encore mieux outrepasser le stricte nécessaire, que de négliger la moindre circonstance. D'ailleurs, il n'est point impossible que, malgré toute la certitude des causes de la mort qu'on s'imagine avoir acquise, on ne puisse encore se tromper.

On obvie, en outre, par ce moyen à toutes les objections du défenseur d'un prévenu (1). Il est entendu que l'inspection la plus rigide doit concerner de préférence celle des parties qui font ressortir avec le plus de vraisemblance les causes réelles du décès.

18°. L'ouverture des trois cavités princi-

---

(1) En France, où les délits ne sont jugés que sur la question intentionnelle, un défenseur ne retireroit peut-être pas le même avantage de ce moyen, qu'il en obtiendroit dans les pays où l'on suit encore le code pénal de Charles V. Il est cependant une foule de circonstances où il importe de savoir si la mort est le résultat immédiat et immanquable d'une lésion : telle seroit, par exemple, une lésion infligée sans intention criminelle, mais suivie de la mort, laquelle entraîneroit une demande en dommages et intérêts, etc. (*Note du Trad.*)

pales ne doit point encore suffire, lorsqu'un examen ultérieur laisse entrevoir d'autres éclaircissemens ; alors on doit visiter anatomiquement le cou, la cavité vertébrale, le scrotum, et en général *tous les organes essentiels, et dont l'état peut jeter quelque jour sur le genre de mort du décédé.*

19°. Le médecin et le chirurgien regarderont comme une obligation sacrée *de ne parler dans aucun cas du résultat de leurs recherches, à d'autres personnes qu'à celles requises par la justice.* L'indiscrétion qui, en général, est incompatible avec les devoirs et la dignité de l'art de guérir, peut surtout compromettre la responsabilité du médecin-légiste.

20°. Les règles générales qui doivent présider à un rapport médico-judiciaire, sont celles suivantes :

A. Ce rapport et les inductions qui en dépendent doivent être rédigés à tête reposée ; ce n'est pas trop que d'exiger vingt-quatre heures et même quelquefois davantage pour remplir une tâche aussi importante (1).

---

(1) Les connoissances du médecin-légiste doivent être aussi vastes que ses fonctions sont graves ; mais quel que puisse être son génie, quel que puisse être son ins-

B. Quant à la forme du rapport, elle est ordinairement la suivante : on indique d'abord par quel magistrat on a été requis, quel étoit le but de cette réquisition : on désigne les lieux sur lesquels s'est faite l'inspection médico-judiciaire, ainsi que les personnes qui en ont été témoins. Suivent alors les détails de l'examen même, et ce qu'on y a reconnu. On termine cette description par les inductions auxquelles les faits observés ont donné lieu ; les médecin et chirurgien, enfin, protestent avoir tout examiné et jugé d'après leur conscience, signent l'acte et y apposent leurs scellés.

C. Le médecin et le chirurgien doivent s'entendre ensemble sur le jugement à porter des faits observés.

---

truction, il n'en sera pas moins obligé, dans des cas difficiles et délicats, de consulter les opinions et les observations d'autrui. Il ne se laissera donc point entraîner par un amour propre déplacé, il avouera qu'il a besoin *d'étudier* la cause ; et après avoir constaté sur le cadavre tout ce qui peut avoir rapport à la partie anatomique, il méditera son jugement, et recourra aux ressources que lui offrira sa bibliothéque, là où sa mémoire et ses connoissances l'abandonneront. (*Note du Trad.*)

D.

D. Ce jugement doit s'étayer de preuves concluantes; elles seront tirées des lois de la nature et de l'économie animale ; elles seront fondées sur des observations, sur une expérience certaine, et non sur des sophismes physiologiques et pathologiques, ou en général sur des hypothèses hasardées. Autant il est utile de consulter et de comparer les auteurs qui parlent de cas analogues à celui qui se présente, autant il seroit dangereux de les faire intervenir comme preuves. Ces citations n'ont quelque valeur que lorsqu'elles ne contiennent que des faits, et que l'auteur à alléguer démontre certaines propositions avec plus de solidité que ne pourroit le faire le médecin chargé du rapport.

E. Le médecin n'établira son jugement que sur ce qu'il sait lui-même, et notamment *que sur ce qu'il a saisi par ses sens* pendant l'examen. Ni les présomptions, ni les suppositions d'autrui, ni même les siennes propres, ne devront influencer l'opinion qu'il est tenu d'émettre. Lorsque cependant il est forcé de tirer des inductions de faits réels, mais qu'il n'a pas observés lui-même, et dont il n'a connoissance que par les actes de la procédure, il ne doit point omettre de mentionner cette circonstance.

F. *Dévoiler la vérité*, doit être sa devise constante ; cependant, lorsqu'en la respectant, et sans blesser les lois, il lui sera possible d'adoucir, par son opinion, le sort d'un prévenu, il devra toujours pencher pour la clémence ; c'est un devoir que lui imposent à la fois ses qualités d'homme et de médecin (1).

G. Toutes les fois que le jugement qu'il sera prêt de porter ne lui paroîtra pas avoir le degré de certitude convenable, il est de son devoir et de son honneur d'accuser lui-même son insuffisance, et de ne point se laisser entraîner à des inductions erronées.

H. Le style du rapport doit être clair, précis et adapté au sujet : on affectera, le moins possible, des expressions étrangères ; celles latines ou grecques ne devront être ajoutées qu'en parenthèse, et autant que notre langue ne fournira point de terme équivalent et en même temps reçu (2).

---

(1) J'ajouterai même, l'imperfection des connoissances humaines. (N. D. T.)

(2) Ce précepte concerne surtout certains médecins-légistes Allemands, dont les rapports deviennent aussi ridicules qu'insupportables, à force d'être *entrelardés*, sans aucune nécessité, de phrases entièrement latines. N, D. T.)

CHAPITRE II.

Règles à observer lorsqu'on examine la tête.

1°. Après avoir rasé le cuir chevelu, on procède à l'examen attentif des tégumens de la tête : on consigne toutes les déviations de l'état régulier, et l'on s'attache surtout à celles des parties où des lésions graves pourroient se soustraire au premier aspect (I. 14). La couleur, les contours de la face, l'état de sa peau ; la couleur, la saillie, le renfoncement des yeux, l'état de la prunelle, de la cornée, son degré de résistance à l'impression du doigt, la permanence ou l'épanouissement de cette impression ; la couleur des lèvres, de la langue (lorsqu'elle sort de la bouche) ; les liquides qui découlent des oreilles, du nez ou de la bouche, la clôture ou le bâillement de celle-ci, sont autant de points à saisir.

2°. On constate *s'il n'existe aucune lésion des tégumens externes de l'organe cérébral ;* si elle a lieu, on dirige, avant tout, son attention sur elle.

A. Si la lésion indique une *piqûre*, on en examinera la profondeur, on déterminera si

elle ne dépasse point les tégumens externes,
ou, si en traversant la coiffe aponévrotique
et le péricrâne, elle atteint un des os du
crâne ; si alors elle le traverse, soit en passant par un endroit naturellement mince, tel
que la fosse zygomatique, soit en s'insinuant
à travers un passage, soit physiologique, soit
pathologique, comme les yeux, les oreilles,
les fontanelles encore ouvertes, des ouvertures,
suites de l'application de couronnes de trépan,
enfin, des vices particuliers de conformation, etc. Si les tégumens externes sont phlogosés et tuméfiés ; comment se comporte la
tuméfaction, si elle est molle, œdémateuse,
si elle occupe toute la tête, ou si elle est
plutôt tendue ; si elle s'arrête brusquement
aux paupières et aux oreilles, de manière à
ne les point dépasser ; si l'inflammation se
borne à la peau seule, ou si elle s'étend en
outre sur l'expansion aponévrotique ; s'il y a
des traces de suppuration ou de sphacèle ; si
la piqûre compromet un vaisseau important.

B. Dans le cas où *la lésion seroit la suite
d'un coup porté par un instrument tranchant*
(un sabre, une hache, etc.), on constatera la
profondeur de la plaie ; si elle ne s'étend pas
au delà des tégumens, ou si elle traverse l'ex-

pansion aponévrotique, la substance osseuse du crâne, et atteint même les parties qu'il renferme; quel est le degré de meurtrissure, de phlogose, de suppuration ou de sphacèle; quels sont les vaisseaux, les muscles et les nerfs compromis. Il sera singulièrement important d'apprécier si la contusion externe est assez considérable pour en conclure à une commotion cérébrale.

C. S'il y a contusion des tégumens du crâne, on en indique plus particulièrement l'étendue, et on recherche jusqu'où elle pénètre; s'il y a des bosses ou un gonflement extérieur; si ces bosses sont saillantes et circonscrites, ou si elles sont larges et aplaties; quel est le degré d'inflammation, de suppuration ou de sphacèle; s'il y a épanchement de sang, sous la peau seulement, ou même sous la coiffe aponévrotique et le périoste.

D. Après avoir découvert les os du crâne, on examine les lésions qu'ils peuvent avoir éprouvées; s'il y a des fissures; si ces fissures apparentes ne seroient pas peut-être des sutures irrégulières; on les frotte, à cet effet, d'un liquide coloré, p. e., d'encre, qui indique, par les traces qu'il laisse, ce que l'on devra statuer. On constate s'il y a des fractures; si

elles sont simples ou composées ; s'il y a
des contrefactures , ou des contrefissures , à
quel os et à quelle partie de l'os ; leur grandeur et leur direction ; si la substance osseuse
du crâne est épaisse ou mince , dure et sèche ,
ou si elle est molle et flexible ; notamment , si
une portion d'un os a éprouvé un dérange-
ment de situation, et surtout si elle est rentrée
en dedans, soit que l'os ait été fracturé ou non;
s'il y a disjonction des sutures, et desquelles ;
ce que l'on remarque dans l'intervalle que
forme cet écartement ; s'il est possible d'é-
tablir, à l'aide de témoignages authentiques,
que cette disjonction des sutures est une suite
immédiate de la lésion, ou bien qu'elle s'est
faite consécutivement, pendant que le blessé
étoit encore en vie. Lorsqu'il s'offre une lésion au front, on recherche si elle ne dépasse
pas les sinus, ou bien si elle traverse leur face
interne ; si l'état des parties molles indique
que le coup a été porté avant ou après la
mort.

3°. Lorsqu'on procédera à l'inspection du
cerveau même, et qu'à cet effet on aura levé,
avec précaution, les os qui le recouvrent, on
ne devra point oublier que la commotion de
cet organe, malgré qu'elle soit une cause des

plus ordinaires de la mort dans les blessures de la tête, ne laisse, précisément lorsqu'elle est des plus violentes, aucune trace dans le cerveau qui puisse la faire reconnoître anatomiquement : on ne jugera donc de sa réalité, que par la force même qui aura agi immédiatement sur la tête ou sur le corps entier, par les symptômes qui auront pu précéder la mort, ainsi que par les lésions accessoires.

Les points suivans sont du plus grand intérêt dans la dissection médico-judiciaire du cerveau.

a. Ce que présentent *les membranes cérébrales.* Si on aperçoit sur la surface de la dure-mère du sang, de la lymphe ou du pus ; si une portion de cette membrane s'est détachée en un endroit quelconque de la surface interne de l'enveloppe osseuse ; si les membranes du cerveau ont éprouvé une lésion ; si elles contiennent des éclats d'os ou autres corps étrangers, et jusqu'à quel point elles en sont traversées ; si étant elles-mêmes blessées, leur blessure est en rapport avec la lésion externe ; s'il y a phlogose des méninges, et jusqu'où elle s'étend ; si, sans être proprement phlogosées, leurs vaisseaux sont injectés ou dépourvus de sang ; si ces membranes présentent des points de suppuration ; à quel endroit se trouve le pus ; si la suppuration se rencontre sur plusieurs points des méninges, ou si elle se borne à une seule place, et dans quelle étendue ; s'il eût été possible de faire écouler le pus par une ouverture, en en pratiquant une au crâne ; si ces méninges présentent des traces de sphacèle, en quel endroit et dans quelle étendue ; si l'on aperçoit à travers les membranes un épanchement ou toute autre condition morbide.

b. Pour ce qui est du *cerveau même*, il s'agit de constater s'il présente quelque irrégularité de conformation ou de consistance ; quelle est notamment la manière dont il se comporte aux endroits placés immédiatement sous la blessure ou sous les blessures externes ; s'il y a épanchement de sang ou d'un autre liquide sur sa surface, en quelle quantité et à quelle point ; si ses vaisseaux regorgent ou s'ils sont dépourvus de sang ; si on remarque de la phlogose ou de la suppuration, en quel endroit, et s'il eût été possible de faire écouler le pus en dehors ; si dans le cerveau même on découvre un épanchement quelconque, désigner l'endroit : si c'est sur la surface, dans les ventricules du cerveau, entre le cerveau et le le cervelet, dans le cervelet même ou dans des cavités formées par l'état morbide, ou enfin, sur la base cérébrale ; ce que cet épanchement offre sous le rapport de l'étendue qu'il embrasse, c'est-à-dire, s'il est borné à un seul endroit, ou s'il est dispersé sur plusieurs points, qu'il sera nécessaire de détailler ; son volume, son poids. Si les humeurs, qu'ordinairement après la mort on trouve dans les vertricules du cerveau, s'y rencontrent en quantité suffisante, excédante ; si elles manquent absolument, ou enfin, si elles présentent des caractères particuliers ; s'il y a des plaies du cerveau avec ou sans perte de substance ; leur profondeur ; quelles sont les parties qu'elles ont détruites ; quels sont leurs caractères de phlogose, de suppuration ou de sphacèle ; si elles contiennent des corps étrangers, comme des éclats osseux, des balles, etc. ; si le cerveau n'offre aucun autre phénomène pathologique, tels que des kystes, des exostoses, etc. ; si sa surface inférieure, et qui répond à sa base osseuse, ainsi que les endroits susceptibles de receler des blessures moins apparentes, ne présentent rien d'irrégulier ; si sa base osseuse est régulièrement conformée.

c. Pour peu qu'une blessure de la tête soit considérable, il ne faudra pas négliger d'examiner *l'abdomen* et *le thorax*, attendu que les viscères contenus dans ces cavités se ressentent fort souvent, *per consensum*, de la lésion cérébrale (1).

CHAPITRE III.

Règles à suivre lorsqu'on examine la cavité vertébrale.

Lorsqu'on se dispose à inspecter *la moelle allongée*, il est important de constater si sur toute la longueur de la colonne vertébrale il ne se manifeste aucune trace d'une violence externe ; s'il y a des blessures ; quelque légères qu'elles puissent paroître, elles n'en exigent pas moins la plus grande attention. On décidera si les plaies, grandes ou petites, pénètrent jusqu'à la moelle allongée et en quelle partie ; s'il y a des sugillations,

---

(1) *Bhon* et *Metzger* ont prouvé la sympathie qui règne entre le cerveau et les viscères de la poitrine.

des traces de contusion , d'inflammation , de suppuration, de sphacèle, de carie, de luxation ; quelles sont les vertèbres luxées ou fracturées; si la présence ou l'absence de sugillations semblent prouver une lésion avant ou après la mort; si la colonne vertébrale présente tout autre état pathologique , et surtout si sa cavité renferme un liquide séreux.

CHAPITRE IV.

Règles à observer lorsqu'on examine la cavité buccale.

Lorsqu'on visite *la cavité buccale* , il importe principalement de constater :

1°. S'il existe des marques d'une lésion *externe* , et lesquelles elles sont ; notamment si le cou présente des traces ecchymosées d'une pression quelconque , ou de l'application d'une corde , ou bien si la corde ou le lacs n'ont laissé qu'une impression sans ecchymose ; si les vaisseaux du cou et de la cavité buccale regorgent de sang , ou s'ils sont vides ; s'il y a inflammation , suppuration , sphacèle.

2°. Dans le cas où il existeroit des *plaies,*

on examinera lesquelles elles sont, notamment si le larynx et la trachée - artère ont été atteints, et en quel endroit; si la blessure a été faite par une coupure ou par une piqûre, en long ou en large. Dans la supposition où la plaie seroit transversale, on déterminera si la trachée-artère a été totalement divisée en deux portions, ou si la division est incomplète. Si la blessure a été faite par une arme à feu, il s'agira de spécifier si le coup a frappé latéralement la trachée-artère, ou si elle a été atteinte d'avant en arrière ; quelle est la perte de substance, son état de meurtrissure, d'inflammation, de suppuration, de sphacèle ; s'il y a seulement contusion de la trachée - artère sans plaie.

3°. *Si dans l'intérieur de la bouche et du larynx* il se présente quelque phénomène morbide ou irrégulier, comme de l'inflammation, de la suppuration, des pseudomembranes, du sphacèle, des corps étangers solides, tels que de l'étoupe, de la paille, du foin, du sable, des chiffons, etc. ; ou bien si les corps sont liquides, tels que du sang, de l'eau, du pus, des mucosités, de l'écume, etc. ; quel est le poids et le volume de ces substances; si la langue se trouve renversée et bouche la glotte.

4°. *Si les troncs nerveux considérables qui dépèndent du cou*, surtout si les nerfs de la dixième paire, les sympathiques moyens, ou si les grands sympathiques ont été endommagés.

5°. Quels sont les muscles du cou compromis; de quelle nature est leur lésion; quel en est l'état d'inflammation, de contusion, de suppuration, de sphacèle.

6°. *Si les vaisseaux essentiels du cou* ont été atteints; singulièrement, si les troncs des carotides, si la carotide externe ou un de ses rameaux principaux, ou bien si la carotide interne ont été lésées, de quelle manière; entre autres si les membranes des carotides n'ont été qu'effleurées (1); si les artères ver-

------

(1) Dans ce cas de blessure, l'affaissement des fibres musculaires de la partie lésée peut, selon M. Metzger (Système de méd. lég.), donner lieu à un vrai anévrisme, qui, n'admettant dans cette partie aucun moyen de guérison, finit nécessairement par devenir mortel. M. Metzger cite un fait pareil tiré de sa propre observation, ce qui réfute mon opinion contre cette origine de l'anévrisme; opinion fondée sur les expériences de

tébrales , les veines jugulaires , et particulièrement si la jugulaire externe ou interne
ont été blessées.

7°. Si *le pharynx et l'œsophage* ont éprouvé quelque lésion ; en quel endroit surtout ;
si la lésion atteint plutôt la partie supérieure
ou celle inférieure ; de quelle manière se
comporte la lésion de ce canal ; s'il est

Hunter (dans les Mémoires de la Société de Londres,
pour l'accroissement des connoissances médicales et
chirurgicales). Au surplus, lorsque l'instrument ou le
corps étranger ne font que glisser sur ces membranes,
la contusion, qui ordinairement a lieu, doit, sans contredit, décider une foiblesse locale du vaisseau beaucoup plus grande que celle que, dans les expériences
de Hunter, le dépouillement des couches les plus externes des membranes artérielles produit, parce qu'une
opération semblable exige une main très-légère, délicate et prudente ; aussi ai-je toujours été d'avis
qu'une lésion purement extérieure pouvoit suffire à la
formation d'un anévrisme, et j'ai émis cette opinion
dans une note du mémoire déjà cité. Du reste, j'ai peine
à me persuader que lorsque l'anévrisme n'est point
situé trop profondément et trop près de l'origine de
l'artère, il soit impossible de l'opérer selon la méthode
de Hunter, par la ligature ; mais je conviens en même
temps, qu'il n'y a que le danger le plus imminent qui
puisse excuser une opération aussi hardie.

entièrement ou partiellement divisé, contus ou déchiré ; si la blessure a été portée par devant, latéralement, ou d'arrière en avant.

8°. Si aucune partie du cou ne présente quelque vice de conformation, ou un état morbide, soit que ces circonstances aient quelque rapport avec la lésion, soit qu'elles n'en aient aucun.

CHAPITRE V.

Règles à observer lorsqu'on examine la poitrine.

1°. On constatera, avant tout, l'habitude externe de la poitrine, et l'on examinera :

A. Si le thorax est convenablement *voûté*, ou s'il est plutôt aplati et comprimé ; si *sa peau* est lisse et de couleur naturelle, ou si elle présente des *taches livides et des tumeurs*; jusqu'à quel point ces taches, lorsqu'on les a incisées, pénètrent avant dans la peau, et si on y rencontre du sang extravasé.

B. Chez les femmes, on voue une attention toute particulière *à l'état des seins* : on cons-

tate si leur surface ne présente aucune lésion, ou si elle n'en dérobe aucune à la vue;
dans le cas où il en existeroit une, on en
indique la nature; on détermine s'il y a sugillation, inflammation, induration, suppuration, exulcération cancereuse, sphacèle, etc.
Toutes les fois que l'on devra statuer sur la
présence d'une gestation antérieure, d'un enfantement ou d'une défloration, on examinera particulièrement les seins sous les points
de vue suivans : s'ils sont flasques et pendans,
ou s'ils sont fermes et relevés ; s'ils contiennent du lait ; la couleur de l'auréole, des
bouts.

C. Si la poitrine présente extérieurement
sur un des points une lésion quelconque, soit
par un instrument piquant, tranchant, contondant, soit par une arme à feu ; s'il y a
sugillation, inflammation, suppuration ou
sphacèle : il sera essentiel de déterminer, avant
tout, si ces blessures traversent les tégumens
externes et les parties musculaires de la cavité thorachique, ou si elles s'étendent encore
jusque dans la cavité même : dans le premier
cas, on spécifie exactement la nature de la
lésion et les parties qu'elle compromet; on
indique principalement quels sont les vais-

seaux

seaux blessés, surtout si ceux situés sous la clavicule ou sous l'aisselle ont été atteints ; si l'artère intercostale n'a point souffert, et en quel endroit ; notamment, si la lésion qu'elle a éprouvée se trouve plus ou moins éloignée de la colonne vertébrale ; si la mammaire externe n'a point été entamée.

2°. Lorsqu'on procède à l'inspection plus particulière de la charpente osseuse du thorax, on constate s'il n'y a aucune luxation ou fracture ; si plusieurs côtes et le sternum ont été fracturés ou luxés, ou si la luxation ou la fracture se bornant aux côtes seulement, en atteint plusieurs, ou une seule ; ou enfin, si le sternum seul a essuyé une lésion de cette espèce ; si les os offrent quelque phénomène morbide de leur substance, tel que la carie, la nécrose, un calus ; si par l'effet de la fracture ou de la luxation, un des os ou plusieurs d'entre eux forment saillie en dedans, de façon à compromettre la plèvre ou l'organe pulmonaire ; ce qu'offre de remarquable le cartilage xyphoïde ; s'il est cartilagineux ou ossifié, irrégulier quant à sa longueur ; si son extrémité inférieure est fortement courbée en dehors ou en dedans ; si elle est pointue ou non ; quelles peuvent être, en général, les irrégularités qu'il présente. Il est singulièrement important de ne point omettre de constater s'il n'existe pas de luxation ou autre lésion des vertèbres du thorax.

3°. On procède avec précaution *à l'ouverture de la cavité thorachique*, et on observe :

A. Quel est l'état des poumons ; s'ils ont été blessés ; si les blessures qu'on y découvre n'atteignent qu'un seul lobe ou tous les deux ; si la plaie n'est que superficielle, ou si elle pénètre avant dans le parenchyme du viscère, surtout, si elle s'étend jusqu'à l'insertion des gros vaisseaux pulmonaires, et si les grands vaisseaux artériels des poumons ont été atteints ; si les poumons présentent des points d'adhérence, de l'inflammation, de l'induration, de la sugillation, de la suppuration, du sphacèle ; comment, et sur quel point ; s'ils sont comprimés par un épanchement notable dans la cavité thorachique, de sang, de fibrine, d'eau, de pus, ou de toute autre substance liquide ; si les blessures externes sont assez considérables pour avoir pu laisser pénétrer dans la cavité un volume d'air assez grand pour former résistance à celui qui entre par la trachée-artère dans les poumons (1); si on observe dans les poumons un déchirement, une rupture, et en quel endroit; si, lorsqu'en incisant les poumons, on découvre dans leurs cellules, du sang, des sérosités, du pus, etc., et en quelle quantité; si les poumons offrent quelqu'autre condition pathologique, comme des kystes, des tubercules, etc.

B. Si *le péricarde* a été blessé, et de quelle manière; s'il y a, entre lui et le cœur, adhérence, soit totale, soit partielle; s'il contient du sang, du sérum, ou une quantité plus qu'ordinaire de sa liqueur naturelle; s'il est phlogosé, s'il présente des traces purulentes sphacélées, ou même, comme cela s'est vu quelquefois, s'il manque totalement.

---

(1) Ma propre expérience m'a prouvé que la définition de Van-Swiéten (tome I, § 170) est trop restreinte. Cet auteur prétend que les dimensions d'une blessure externe de la poitrine doivent, pour ne point arrêter la respiration, être au-dessous de celles de la glotte. Cependant, un chien auquel on avoit fait de chaque côté de la poitrine une incision de plus de deux pouces chacune, ne discontinua point de respirer pendant un espace de temps assez considérable, malgré qu'à chaque inspiration les poumons se pressoient à travers les plaies.

C. *Si le cœur et les troncs vasculaires qui y tiennent de près* se trouvent dans l'état régulier, ou s'ils en dévient ; s'il s'est accumulé du sang dans ces parties, surtout dans la partie antérieure du cœur et dans les vaisseaux qui en dépendent ; quelle est la qualité de ce sang ; si on y trouve des concrétions polypeuses, soit dans le cœur même, soit dans les troncs vasculaires ; si le cœur est phlogosé, s'il y a suppuration, sphacèle ; si un de ses ventricules est rupturé ; si le cœur même ou les troncs vasculaires présentent des points ossifiés, des endroits dilatés ; si le cœur même ou les grands vaisseaux ont été blessés ; quels sont les grands vaisseaux communiquant immédiatement au cœur qui ont été entamés jusque dans leur cavité ; si, dans le cas où le cœur auroit été atteint, ses vaisseaux coronaires se trouvent compromis, et lesquels ; ou si la blessure, en les respectant, aura pénétré simplement dans la partie charnue de l'organe ; ou, enfin, si elle la traverse de manière à s'insinuer dans une cavité quelconque du cœur.

D. Si la blessure externe *atteint les nerfs* qui communiquent au cœur.

E. Si *le canal thorachique* a souffert, et de

quelle manière ; s'il y a épanchement de chyle par la plaie.

F. Si *le diaphragme* est blessé, phlogosé ; s'il offre des traces de purulence ou de sphacèle, comment et où ; si la plaie a livré passage à quelque portion des viscères du bas-ventre.

G. Si les nerfs phrénitiques ont été atteints.

H. Si l'œsophage, autant qu'il traverse la poitrine, a participé à la lésion.

I. En général, on observera et consignera tout ce que les viscères de la poitrine pourroient présenter d'irrégulier, soit par suite d'un *vice de conformation*, soit par suite de *maladie*.

CHAPITRE VI.

Règles à suivre lorsqu'on examine la cavité abdominale.

1°. Lorsqu'on arrive à l'examen de la cavité abdominale, on doit commencer par constater *l'état externe de ses tégumens* : les particularités que pourront offrir leur couleur et leur degré de tension mériteront d'autant plus d'être remarqués, que souvent une lésion externe, peu grave en apparence, peut avoir pour suite une commotion, une foulure, ou une rupture de quelque partie interne. Par conséquent, toute tache plus ou moins rouge, brune ou bleue, exigera d'être examinée; savoir : si elle est accompagnée de tumeur, et à quel point elle pénètre la peau ; si en l'incisant on découvre un épanchement sanguin; quelle est la place où ces taches sont situées, et quelle est l'étendue de chacune.

2°. *S'il y a quelque hernie ou chute*, on déterminera exactement l'endroit du bas-ventre où elles se trouvent, et on les décrira.

3°. *Toute élévation ou toute tumeur* au bas-ventre devra être spécifiée; on déterminera si elle est circonscrite ou non, si elle est dure ou fluctuante, ou si elle ressemble à une vessie gonflée ; dans quelle région du bas-ventre elle est située ; quel est le rapport qu'elle peut avoir avec le degré de putréfaction du cadavre.

4°. Chez un sujet du sexe féminin, où il peut s'agir de décisions relatives à l'état *de virginité, de grossesse,* ou à *l'enfantement,* on constatera :

A. Si le bas-ventre est *tendu et dilaté,* et quel endroit occupe principalement la tumeur; si elle est fluctuante, ou si sa tension est semblable à celle d'une vessie, ou si elle résiste comme un corps compacte ; ou bien si le bas-ventre est convenablement *voûté;* ou, enfin, si la peau est flasque, plissée, et s'il s'y trouve des rides qui ressemblent à des cicatrices.

B. *Si les lèvres externes de la vulve* sont dilatées et flasques ; si elles sont tuméfiées et comme infiltrées, ou si elles sont rapprochées et fermes; si l'hymen est rond, sémilunaire, ou s'il ferme entièrement le vagin (1);

---

(1) La présence de l'hymen ne peut fournir que des inductions incertaines, parce qu'il est des personnes chez lesquelles il n'a jamais existé (J.-G. Tollberg, *de varietate hymenum,* Hal., 1791). Il est même des anatomistes du premier ordre qui regardent cette membrane comme chimérique (Dionis, anat.). L'hymen peut d'ailleurs se déchirer par un effort quelconque, sans qu'il y ait eu rapprochement charnel. D'autres fois cette membrane est primitivement conformée, de manière à ressembler aux caroncules myrtiformes; Tollberg en rapporte un exemple. D'un autre côté, elle peut

si à la place de l'hymen on découvre les caroncules myrtiformes ; quel est l'état *des nymphes* et *du clitoris* ; quel est celui *du vagin* ; s'il renferme quelque liquide sanguin, muqueux, purulent ; s'il est tuméfié ; s'il est

---

quelquefois résister au coït, savoir, lorsque la verge n'a point entièrement pénétré dans le vagin (*voyez* Huxham, dans les Transactions philosophiques, vol. XXXII, page 408; Rosc, *Diss. de nativo vesicœ urinariœ inversœ prolapsu, p.* 30), ou lorsque celui-ci est extraordinairement large et la verge d'un diamètre au-dessous de celui ordinaire; ou, enfin, comme le suppose Brendel (*Prœlet. in Teichmeieri inst. med. leg.*, *ed.* P. G. Mayer, Hannov., 1789, page 91, § 3), lorsque le coït a lieu immédiatement après l'excrétion menstruelle, parce qu'alors l'hymen, particulièrement lorsqu'il est semi-lunaire, cède et s'applique aux parois internes du vagin, sans éprouver de rupture (*voyez* Ruysch, Observ. anatom. chirurg., XXII; Schurig, *Spermatologia*, C. X, § 19; Walther, Osiander). Tollberg cite un fait de ce genre observé par Meckel l'aîné, et en fournit le dessin : il y s'agit d'une personne qui conserva son hymen circulaire et tendu, après avoir mis au monde un fœtus de cinq mois, pourvu de toutes ses membranes. Walther parle, entre autres cas, d'une femme qui n'accoucha heureusement qu'après lui avoir fendu l'hymen, lequel, au surplus, avoit jusque - là empêché son époux de pénétrer complétement dans le vagin.

retourné

rétourné et descendu ; s'il est déchiré ; s'il est étroit, ferme, ridé, ou s'il est large, flasque et lisse ; si le frein existe, ou s'il est rompu ou effacé ; si *le périnée* est intact ; quelle est la manière d'être de l'orifice de la matrice ; s'il avance beaucoup dans le vagin, ou s'il est situé très-haut et de manière à ne pouvoir être atteint que difficilement par le doigt ; si le col de la matrice est mou, court, épais, bouffi, ou si l'orifice de la matrice est entièrement fermé ou non (1) ; s'il est mou, lâche, tuméfié, ridé ou non ; si la fente transversale que forme naturellement cet orifice est devenue circulaire (2).

----

(1) Lorsqu'il s'agira de conclure de ces différences chez une personne vivante, il ne faudra pas oublier le cas possible, où l'hymen, totalement fermé par un vice de conformation, bouche le vagin, et y décide un amas de sang menstruel ; alors l'orifice de la matrice peut, par cela seul, se trouver fortement dilaté, et une circonstance pareille peut surtout conduire à un raisonnement erronné, lorsque l'hymen vient à se rompre de lui-même.

(2) Ce caractère, que Stein (Art des Accouchemens, § 173, traduit par Briot) recommande lorsqu'il s'agit de constater la grossesse, peut être soumis à quelques restrictions lorsqu'on explore une personne vivante. Malgré

C. Si les parties génitales ou leur voisinage offrent quelqu'état pathologique.

5°. Il est également important de déterminer l'état des parties génitales chez les sujets mâles.

6°. S'il y avoit *des blessures* au bas-ventre, on indiquera, avant tout, ce qui aura pu les produire; si c'est un instrument tranchant, piquant, contondant, une arme à feu, ou une substance ignée ou caustique : on examinera si ces blessures pénètrent jusque dans la cavité abdominale, ou si elles se bornent à ses tégumens communs; quel en est l'état d'inflammation, de suppuration, de sphacèle;

---

qu'il ne cesse d'exister chez les femmes qui ont enfanté plusieurs fois, il ne s'y présente, comme le remarque Stein lui-même, que beaucoup plus tard et moins distinctement que chez les autres. D'ailleurs, l'orifice de la matrice adopte constamment chez ces mêmes personnes une forme beaucoup moins régulière; enfin, il peut, d'après le même auteur (§ 78), se présenter des individus chez lesquels la forme primitive et connue de l'orifice utérin est la même que celle d'une femme dans les premiers mois de la gestation : ceci peut arriver, notamment dans les cas de stérilité qui tiennent à quelque défaut ou vice caché de la matrice, soit inné, soit acquis.

quelles sont proprement les parties lésées ;
notamment , si l'artère épigastrique , si les
parties charnues des muscles de l'abdomen,
ou leurs parties tendineuses, si la ligne blanche ont été compromises; s'il s'est formé des
amas latens de pus, des fusées fistuleuses ;
si les blessures s'étendent jusqu'au péritoine,
sans cependant l'entamer ; si le péritoine s'est
pressé en avant à l'endroit même de la blessure, et si, par ce moyen, quelque viscère
se trouve enclavé dans la poche qu'il forme ;
si, dans ce cas, il y a étranglement; ou si le
péritoine est phlogosé, purulent, sphacélé ;
ou bien, s'il participe directement à la blessure : dans ce cas, s'il y a sortie par la
plaie de quelque viscère du bas - ventre ;
si les parties génitales externes ont été blessées, et de quelle manière ; notamment, si
les parties génitales viriles ont reçu quelque
entaille considérable; si elles ont été entièrement retranchées (1); si le scrotum a essuyé
quelque lésion, et laquelle.

----

(1) Les blessures de ces parties n'entraînent pas toujours des hémorragies mortelles , même lorsque les
secours n'ont point été administrés à temps. Gilibert
parle d'un garçon qui, après avoir subi le sort de Pa-
racelse, qui eut les parties dévorées par un porc, guérit

7°. En procédant à l'examen de la cavité même de l'abdomen, on observera les points suivans :

A. Toute *irrégularité* dans la situation, la conformation, ou dans toute autre condition des parties situées dans cette cavité, sera soigneusement remarquée.

---

sans les secours de l'art. Il est vrai qu'ici la meurtrissure considérable des vaisseaux aura pu former un obstacle à l'hémorragie; ainsi, sans rien conclure de ce fait, et sans rapporter ceux consignés par Stalpart-van-de-Wiel (Observ. cent. I, ob. 84, page 357), nous nous contenterons ici de faire connoître deux cas récens : dans le premier, un paysan de soixante-quinze ans se mutila, dans un accès mélancolique, de manière à s'amputer les parties à fleur de ventre (Méd. Communications, vol. II, N°. 78); dans le second cas, un dragon, excédé de la jalousie de sa femme, se mutile avec un rasoir, et jette les parties retranchées aux pieds de son épouse (Medical Commentaries of Edimb., vol. V). Je me suis convaincu, en voyant opérer, dans l'hôpital de Westminster, l'habile chirurgien Lynn, qu'il n'est point difficile d'arrêter l'hémorragie qui survient à l'amputation de la verge, lorsque l'opération a été faite selon les règles de l'art. En Chine, on prive très-souvent des enfans, et même des adultes, de toutes les parties externes de la génération, sans qu'il en résulte des suites fâcheuses (Staunton's authentie account of an embassy to the emperor of China, vol. II, page 314).

B. On indiquera, avec toute l'exactitude possible, le degré *de putréfaction* des viscères et parties de cette cavité.

C. En examinant *chaque organe en particulier*, on aura surtout égard à la quantité de sang plus ou moins grande des vaisseaux qui lui sont propres ; on constatera s'ils regorgent, ou s'ils sont vides de sang, au delà de ce que l'état régulier comporte.

D. *Les épanchemens* que l'on rencontre dans la cavité abdominale seront exactement décrits ; on spécifiera le poids et le volume du sang, du pus, de l'eau, de l'urine, du chyle, de la pâte alimentaire, des excrémens, etc. ; et dans le cas où cela pourroit être de quelque utilité, on les analisera chimiquement.

E. En examinant de plus près ceux des viscères du bas-ventre qui concourent directement à la digestion (*viscera chylopoietica*), on constatera les circonstances suivantes :

a. Si l'épiploon et le mésentère ont essuyé quelque blessure, et de quelle nature elle est ; s'il y a quelque chute, ou quelque étranglement de ces parties ; si leurs principaux vaisseaux sanguins participent à la lésion ; si l'épiploon ou le mésentère se trouvent phlogo-

sés , purulens , sphacélés , ou attaqués par
la putréfaction ; s'il y existe des ruptures; si
on y observe des indurations , des tumeurs , etc.

6. Quel est l'état de l'estomac ; s'il est
rempli ou vide ; de quoi il est rempli ; quel
est le poids et le volume de la masse contenue ; s'il y a phlogose, suppuration, ou sphacèle ; s'il a été blessé ; si la plaie est grande
ou petite, accompagnée ou non de sugillation ; si elle traverse toutes les membranes
de l'estomac ; à quelle partie de l'estomac elle
est située ; si des vaisseaux majeurs apparte-
nant à ce viscère en ont été atteints ; si elle
se trouve située près d'un des orifices de l'estomac ; si l'estomac étoit plein ou vide au
moment de la blessure (il est important de ne
point perdre de vue, toutes les fois qu'il y a
lésion de l'estomac, que toute commotion violente de cet organe , éminemment doué de
nerfs , peut provoquer une hypersthénie nerveuse , qui seule est susceptible d'entraîner
une mort instantanée) ; s'il y a rupture de
l'estomac ; si lui et le canal intestinal contiennent des vers, et de quelle espèce ils sont;
si l'estomac offre quelqu'autre condition pathologique , telle qu'un rétrécissement, une

dilatation ou un épaississement extraordinaire de ses membranes, de ses orifices, etc.

c. Quel est l'état des intestins; s'ils sont vides ou remplis, et de quoi; s'ils sont phlogosés, purulens, sphacélés; s'ils se présentent dans leur position naturelle, ou s'ils en dévient, et de quelle manière; s'ils offrent des points d'adhérence, de rétrécissement; s'il y a déplacement, constriction ou dilatation; si les plaies qui pénètrent dans la cavité abdominale les atteignent; ou si, comme cela a fréquemment lieu, leur lubricité les a préservés de l'action de l'instrument meurtrier, en le faisant glisser de côté; de quelle manière se comporte la blessure de l'intestin; s'il y a solution complète d'une portion du canal intestinal, et de laquelle; si, peut-être, cette solution auroit donné lieu à la formation d'un anus artificiel; si la lésion est simple, ou compliquée avec d'autres; si elle est accompagnée ou non d'une sugillation du canal intestinal; s'il y a rupture dans quelqu'endroit de ce canal; quel est le degré de phlogose, de suppuration, ou de sphacèle que présente la plaie intestinale; et si la conformation, la couleur, la situation, le volume et la consistance *du foie* et de *la rate* n'offrent rien d'irrégulier : dans la supposition où ces parties auroient été blessées ; si les blessures n'atteignent que la surface de ces organes, ou si elles pénètrent dans leur parenchyme ; si la lésion compromet un ou plusieurs de leurs vaisseaux principaux ; quel est leur état de sugillation, de phlogose, de suppuration et de sphacèle ; si quelquefois la violence d'une force externe agissant sur le bas-ventre, n'auroit point crevé, rupturé un de ces organes ; si la rupture s'y étend jusqu'à des vaisseaux majeurs ; si dans ces sortes de cas, il n'existeroit point en même temps un ramollissement morbide de ces parties, et qui auroit favorisé cet effet.

e. Si la vésicule du fiel et les canaux biliaires n'offrent aucune conformation, ni autre condition morbides ; si quelquefois la vésicule du fiel manqueroit tout-à-fait ; si elle contient peu ou beaucoup de fiel, et quelle en est la quantité ; si elle renferme des concrétions pierreuses ; s'il y a constriction spasmodique de sa part ou de celle des canaux biliaires autour de ces concrétions ; si on y remarque quelque état inflammatoire. En cas de lésion, si la vésicule du fiel, ou le conduit cystique, ou celui hépatique, ou enfin,

celui

celui commun ou cholidoque ont été entamés ; quelle est la route que le fiel épanché
s'est frayée, et si on en observe quelques effets préjudiciables ; s'il y a concrétion d'un
des conduits biliaires, ou s'il n'y a que compression mécanique par suite d'une tumeur
morbide (1).

*f. Si le pancréas et le conduit pancréa-
tique* sont intacts, ou s'il s'y rencontre des in-

____

(1) Il n'y a pas long-temps que j'ai eu occasion d'observer un fait pareil sur le cadavre d'un enfant, qui,
après avoir paru jouir de la plus belle santé, mourut
subitement à la suite d'un vomissement aussi copieux
qu'imprévu. L'intestin grêle et son mésentère étoient
considérablement phlogosés en plusieurs endroits ; le
foie étoit très-rouge, et la vésicule du fiel, nonobstant
les nombreux vomissemens, extraordinairement volu-
mineuse, phlogosée et gorgée de bile. On découvrit
à l'extrémité du conduit pancréatique, ou de Virsung,
une glande d'environ trois quarts de pouce de long sur
six lignes de large, et dure comme un cartilage ; elle
comprimoit le conduit cholidoque au point d'occasion-
ner une rétention de la bile, qui ne pouvant plus sor-
tir de la vésicule, la dilata violemment, la phlogosa,
ainsi qu'une partie du tract intestinal, et occasionna
ainsi des vomissemens infructueux : cet état morbide,
qu'il étoit impossible de prévoir, ne se fit ressentir
qu'au moment de la clôture complète du conduit cholidoque.

durations, de concrétions pierreuses, de l'inflammation, etc.; si ces organes ont été blessés, et de quelle sorte.

g. Si le conduit thorachique a été blessé, et si on observe quelqu'épanchement de la liqueur qu'il charrie.

F. Parvenu à l'examen des vaisseaux consacrés à *la sécrétion et à l'excrétion urinaires (viscera uropoietica)*, on saisira principalement les circonstances suivantes :

a. Si les reins et les glandes sur-rénales n'offrent rien d'extraordinaire quant à leur situation, leur forme, leur volume, leur couleur, leur structure et leur condition; si ces parties sont dans un état de phlogose, de purulence ou de sphacèle; si on y remarque des indurations ou des concrétions lythiques; si elles ont été lésées, et de quelle manière; si la blessure ne pénètre pas au delà de leur surface externe, ou si elle est plutôt située vers leur bord interne; surtout, si les vaisseaux principaux ont été atteints avant leur insertion dans ces organes, ou dans la substance même des reins; si les reins sont meurtris, rupturés, et jusqu'où s'étend la rupture; si, dans le cas de purulence, il étoit possible que le pus s'écoulât en dehors.

b. Si les uretères dévient de leur conformation régulière; s'ils sont obstrués, rétrécis, dilatés ou phlogosés par quelque pierre; s'ils permettent à l'urine de s'écouler.

c. Quel est l'état de la vessie; ce que présente sa situation, sa construction, la constitution de ses membranes, son degré de dilatation; si elle décèle des traces de phlogose, de suppuration ou de sphacèle; si ses orifices n'offrent rien contre nature; ce qu'elle renferme, et en quelle quantité; notamment, si elle contient des pierres, ou autres corps étrangers; si elle est blessée, et de quelle manière; si la blessure est accompagnée ou non de sugillation; si toutes les membranes de la vessie ont été atteintes; si les principales artères ont été compromises; si la blessure se trouve située de manière à ce que le sang ou l'urine épanchés ne puissent être éliminés vers l'extérieur; si la vessie ést crevée.

G. En examinant *les viscères qui appartiennent aux fonctions génitales (viscera genitalia)*, on remarquera,

a. Chez le sexe mâle :

α. Quel est l'état *des testicules*, et s'ils ont éprouvé quelque altération morbide; notamment, s'ils ont été lésés, et de quelle manière ; si on y observe quelque sugillation ; s'ils sont phlogosés, purulens ou sphacélés.

β. Si *les vaisseaux spermatiques* sont lésés dans l'intérieur, ou a leur sortie de la cavité abdominale ; quel est, en un mot, leur état.

b. Chez le sexe féminin :

α. Si *la matrice* est fécondée on non ; quel est son degré de dilatation ; si sa cavité est triangulaire, et si alors les bords se trouvent convexes sur leur face externe, ou sur celle interne : il importe de déterminer cette circonstance, pour juger si la femme a déjà conçu ; s'il y a de l'adhérence entre la matrice et les parties avoisinantes ; comment se comporte sa substance ; ce qu'on rencontre dans sa cavité ; si on y trouve du sang, de l'eau, du pus, la membrane de Hunter, un œuf avec son embryon, un placenta, et à quel endroit il est situé ; ou bien, des fragmens de placenta, une môle, des polypes, un fruit pétrifié, ou tout autre corps étranger ; si la matrice est blessée, et de quelle manière ; si la lésion seroit une suite d'efforts violens employés pour délivrer la femme, ou si elle résulte de manœuvres inhabiles lors de l'enfantement ; si on découvre sur l'utérus des traces de phlogose, de purulence, ou de sphacèle, des indurations, des ulcères squirreux ; si la matrice auroit été extirpée, et manqueroit ainsi totalement (1). Si, dans le cas où la mort auroit suivi l'enfantement, la surface interne de l'utérus a éprouvé quelque lésion, et laquelle ; si on remarque une rupture, un renversement, une chute de la matrice.

β. En quel état se trouvent *les trompes* de Fallope et les ovaires ; si ces parties sont enflammées, purulentes ou sphacélées ; si elles contiennent quelque germe ; si elles sont squirreuses, infiltrées, ou si elles présentent quelque autre phénomène morbide.

γ. Dans le cas où il existeroit un fruit dans l'utérus (et qu'il ne seroit pas possible de le ramener à la vie), on en déterminera avec soin la position, la grandeur, le poids, les signes et le degré de la maturité (*voyez* plus

---

(1) **On** trouve plusieurs exemples de cette extirpation dans Conradi. Gilibert (Advers. med. pract.), Wrisberg (Comment. med., physiolog., anat.), et Obslefn (Argument., vol. I, Goetting., 1800), citent également divers faits de ce genre.

bas, IX, 3), ceux de putréfaction (IX, 2), et en général, tout ce qui pourra s'éloigner de l'état naturel.

H. Toute lésion et tout état morbide *des grands vaisseaux sanguins de l'abdomen* devront être exactement spécifiés.

I. Les lésions de la charpente osseuse du bas-ventre, c'est-à-dire, de la portion inférieure de la colone vertébrale et du bassin, réclament la même attention. Dans le cas où le cadavre seroit celui d'une femme enceinte, on constatera exactement les diamètres du bassin.

CHAPITRE VII.

Règles particulières relatives à l'ouverture cadavérique des asphyxiés.

Lorsqu'il s'agira d'inspecter le cadavre d'une personne que l'on présume avoir péri par une *interception de la respiration*, ou par l'effet *de gaz irrespirables*, on vouera une attention toute particulière aux circonstances suivantes :

1°. Dans tous les cas de ce genre, on examinera, avant tout, s'il n'y auroit pas encore dans le corps quelque reste de vie, et par cela même, la possibilité de le rappeler à l'existence, par les moyens convenables, auxquels on aura de suite recours.

2°. Quant à *l'inspection externe*, il sera important de remarquer si le cou ou la poitrine offrent des traces meurtries.

A. Si *la poitrine* paroît aplatie et comprimée; s'il existe des fractures de quelque partie osseuse; si on découvre des sugillations, quelle en est l'étendue, la couleur; si ces taches ecchymosées sont tuméfiées; si, en les incisant, on découvre qu'elles ne sont que superficielles, ou, qu'au contraire, elles pénètrent toute la peau, et que même elles s'étendent jusque sur les muscles situés sous les tégumens; si on y aperçoit du sang extravasé.

B. Si *le cou* décèle l'application d'une corde, d'un mouchoir, d'un lien ou lacs quelconque; à quelle partie du cou on remarque ces traces; si elles consistent seulement en une dépression, en un sillon dans la peau, sans altération de la couleur de celle-ci, ou si l'impression produite par le lien est d'une couleur différente; si l'empreinte est

renfoncée; si elle est tuméfiée et un peu sail-
lante; s'il y a blessure, excoriation de la peau :
on constatera la profondeur de l'impression,
par le moyen de l'incision; on déterminera
toutes les autres traces de compression qui se
trouveront au cou, soit qu'elles soient accompagnées d'une plaie de la peau, soit qu'elles
en soient exemptes : quelque petites qu'elles
puissent être, on ne devra jamais les négliger ; on constatera leur voisinage ou leur
éloignement du larynx et de la trachée-artère,
leur étendue, leur couleur; jusqu'à quel point
l'altération de cette dernière s'étend dans la
peau, et s'il y a quelque épanchement sanguin.

C. Si *la cavité buccale* renferme quelque
corps étranger, ou si la langue, ou toute autre
partie, est considérablement tuméfiée; si, par
hasard, la langue seroit renversée.

D. Si *le cou* entier et *la tête* sont tuméfiés,
rouges, brunâtres, livides; notamment, si
la face est bouffie; si les yeux sont injectés
et saillans dans leurs orbites; si la couleur
des lèvres est foncée; si la langue sort ou non
de la bouche; s'il y a de l'écume, ou même
de l'écume sanguinolente, dans ou devant la
bouche, dans ou devant les narines.

E.

E. Si le reste du corps décèle *quelque autre trace* de lésion. Il importera ici d'examiner exactement l'état des extrémités supérieures, parce qu'il peut, par fois, conduire à la détermination du suicide.

3°. Lorsqu'on procédera à *la dissection du cou*, on appréciera avec soin l'état du larynx et de la trachée-artère : on déterminera particulièrement si quelque portion de leurs cartilages a été blessée, comprimée, écrasée ou déplacée ; si les principaux vaisseaux du cou regorgent de sang ; si cette plénitude a lieu au-dessus ou au-dessous d'une sugillation ; si le larynx ou la trachée - artère contiennent quelque corps étranger, ou si ces conduits renferment quelque liquide écumant, muqueux ou sanguinolent ; quelles peuvent être, d'ailleurs, les autres circonstances morbides qu'on découvre au cou.

4°. Après avoir ouvert *la cavité thorachique*, on dirigera son attention principale sur l'état dans lequel s'offrent les poumons : on constatera s'ils sont gorgés de sang, et livides ; si c'est principalement le lobe droit qui regorge de sang ; si, lorsqu'on incise les poumons, il en sort un sang mousseux ; si les cellules pulmonaires contiennent une écume sanguinolente ; si les poumons dénotent quelqu'état morbide, ou si cet état a lieu dans d'autres parties du thorax, de manière à pouvoir influer sur ceux-ci ; si *le cœur*, notamment sa portion antérieure, ou droite, est remplie d'un sang coagulé ou liquide ; si les grands vaisseaux du cœur, surtout la veine cave, sont gorgés de sang ; si le cœur, ou ses principaux vaisseaux, dénotent quelqu'état pathologique ; si la cavité thorachique et la cavité du péricarde, contiennent une quantité notable d'un liquide, surtout d'un liquide sanguinolent ; quelle en est la quantité.

5°. Lorsqu'on ouvre *la téte*, après avoir examiné s'il s'y présente quelque lésion, il est de toute importance de constater si les vaisseaux et sinus du cerveau et de ses membranes sont gorgés de sang ; si on découvre des épanchemens de ce liquide sur la surface, dans la substance, dans les ventricules, ou sur la base de cet organe.

6°. En inspectant *le bas-ventre*, après avoir constaté tout ce qui peut avoir rapport à un cas de lésion, on examinera particulièrement si les vaisseaux sanguins sont gorgés de sang, s'ils n'en contiennent que la quantité requise, ou s'ils sont dépourvus de ce liquide. Dans la supposition , cependant , où les circonstances antérieures ne démontreroient pas clairement le genre de mort par asphyxie , il deviendra nécessaire de diriger les recherches vers les matières contenues dans le canal alimentaire ; et dans le cas où on soupçonneroit un empoisonnement, les examiner rigoureusement.

7°. Pour ce qui est des cadavres trouvés dans *l'eau* ou dans tout autre liquide , on insistera sur les points suivans :

a. Si le corps d'un individu trouvé dans l'eau offre des lésions quelconques , et lesquelles ; si ce sont des sugillations , des blessures de la tête , des excoriations de la peau , des déchirures aux ongles , ou s'il y a autour du cou des impressions meurtries d'une corde , des traces d'une violence quelconque produites par un instrument meurtrier ; s'il existe des indices d'empoisonnement, etc.

b. Par déférence pour une opinion anciennement reçue , on indiquera si l'estomac contient une quantité notable d'eau , ou de tout autre liqnide.

c. Il sera essentiel de remarquer si *les poumons* et *la trachée - artère* contiennent un liquide mousseux, et quelle est sa nature (1).

d. Il importe encore, dans ce genre de mort, *de spécifier exactement la quantité et la qualité du sang contenu dans le cœur et dans ses grands vaisseaux :* on indiquera si ce liquide est coagulé ou non (2).

8°. On devra examiner, dans toute inspection médico-judicaire, où il s'agit de cons-

____

(1) Malgré que ce seroit commettre une faute grave que de ne pas consigner cette circonstance, je ne puis cependant y attacher la même importance qu'y attachent Champeux et Faissole (Expériences et Observations sur la cause de la mort des noyés; Lyon, 1768), ainsi que Pouteau (OEuvres posthumes, tome II; Paris, 1803), lorsqu'il s'agit de déterminer si un corps, trouvé dans l'eau, a été réellement noyé. Ce signe ne se retrouve chez aucun de ceux qui meurent dans l'eau à la suite d'une vive frayeur, d'un refroidissement violent, en général, chez tous ceux qui y périssent apoplectiques. D'un autre côté, ce caractère peut être présent dans toute autre espèce d'asphyxie, et je l'ai rencontré moi-même dans les poumons et la trachée-artère d'un pendu. *Voyez,* à ce sujet, de Haen, *Rat. medendi.*

(2) La liquidité du sang n'est cependant pas toujours un signe infaillible que l'individu trouvé mort a été noyé. *Voyez,* relativement à ces deux notes, mon Mémoire à la fin de cet ouvrage, sur les moyens de constater la mort par submersion. (N. D. T.)

tater le décès par asphyxie, s'il n'existeroit aucune autre cause à laquelle on puisse imputer la mort.

CHAPITRE VIII.

Règles particulières relatives aux cas d'empoisonnement.

1°. C'est faute de précision que parmi les substances dont l'action chimique (1) atta-

---

(1) L'action chimique est une condition de rigueur pour qu'une substance puisse opérer comme poison. Quant aux soi-disant poisons *mécaniques*, tels que le verre pilé, etc., ils ne méritent pas plus d'être appelés tels, que ne le méritent les balles de plomb, les poignards, etc., que cependant Lindestolpe (L. de venenis, edit. Stenzel; Francf., 1739, page 639, thes. 26) a cru devoir compter au nombre *des poisons cardiaques.* Les observations qu'on a eu occasion de faire sur des mangeurs de verre, et quelques expériences nouvelles de Caldani et de Mandruzzato, qui semblent toutes prouver en faveur de l'inocuité des substances de ce genre, ont été adoptées trop légèrement par quelques médecins. Caldani (*Saggi scientifici et letterari dell Acad. di Padova,* tome III, page 2) expérimenta sur des animaux, et même, ce qui paroit difficile à

que la vie, on n'a regardé comme poisons proprement dits, que ceux seulement qui, appliqués en petite dose à notre organisation, y produisent des effets qui en compromettent la vitalité; ces mêmes poisons

---

concevoir, sur un jeune homme de quinze ans, auxquels il fit avaler du verre pilé, sans qu'ils en eussent ressenti le moindre inconvénient. Mandruzzato répéta ces mêmes expériences sur des animaux, et sur lui-même, et obtint les mêmes résultats. Ces observations ne prouvent cependant, tout au plus, que le verre pilé introduit dans l'estomac, n'est point toujours nuisible, et des faits aussi isolés ne démontrent, en aucune manière, que dans d'autres cas, et sous d'autres circonstances, une ou plusieurs pointes aiguës, appliquées sur les parois internes du canal alimentaire, ne puissent y produire une action mécanique des plus funestes. Il résulte, d'ailleurs, du sort qui termina la carrière des plus exercés de ces mangeurs de verre, et qui, presque tous, moururent d'affections intestinales (Plouquet, sur les morts violentes), de diverses morts subites à la suite de verre avalé (Gmelin, dans son Histoire des poisons minéraux; Metzger), à quel point ces sortes de substances peuvent être dangereuses. On ne peut supposer aucune action chimique au verre pilé introduit dans le canal intestinal, parce qu'il n'existe dans celui-ci aucun intermède propre à le dissoudre, à moins qu'il ne contienne du plomb ou de l'arsenic en des proportions énormes et peu communes.

ont été divisés suivant leur manière d'agir, en poisons *âcres ou corrosifs*, c'est-à-dire, ceux qui détruisent la matière organique par une irritation excessive ; en poisons narcotiques, ceux qui en sur-irritant le genre nerveux, l'affoiblissent ainsi, au point de supprimer son activité ; en poisons astringens ou dessiccatifs, ceux qui, par une irritation plus lente et plus soutenue, produisent des constrictions violentes des fibres irritables ; enfin, en poisons miasmatiques, ceux qui, par un mode d'action qui leur est particulier, provoquent un travail dans l'organisation, qui aboutit à les y reproduire avec tous les caractères qui leur sont propres. On voit, par ce léger exposé, combien il importe au médecin-légiste, lorsqu'il visite le cadavre d'un individu présumé avoir *péri par l'effet* d'un poison, de s'informer exactement *des symptômes qui ont précédé la mort*, par ce qu'on aura pu apprendre, soit du défunt même dans ses derniers instans, soit *de témoins irrécusables* ; et c'est en cette occasion, surtout, qu'il sera essentiel de ne laisser ignorer au médecin rien de ce qui pourroit lui fournir quelque trait de lumière : ici les poisons miasmatiques n'entreront, comme de raison , en aucune considération ; car la mort, lorsqu'elle est proprement le résultat d'une contagion , sort du domaine de la médecine judiciaire (1).

2°. Lors donc que la mort aura été précédée d'une irritation violente et inflammatoire , suivie rapidement de symptômes de gangrène , ce qui indiqueroit l'action d'un poison corrosif au premier degré , ou lorsque ces symptômes moins intenses et plus lents sembleroient dénoter celle d'un poison corrosif au second ou au troisième degré, on procédera de la manière suivante :

Après avoir constaté ce que le cadavre aura pu offrir *extérieurement* de remarquable , on recherchera si le poison , outre les voies ordinaires , la bouche et l'appareil digestif, ne se seroit pas introduit par une route moins commune , c'est-à-dire, par le nez, la trachée-artère, les poumons, le rectum et le vagin. On examinera avec soin

---

(1) Il peut cependant se présenter des circonstances où ce genre de mort ne sera pas tout-à-fait étranger à la médecine judiciaire ; tel seroit , par exemple , le cas d'un décès à la suite d'un viol , accompagné d'une infection vénérienne grave. (N. D. T.)

les

les altérations que ces parties auront subies ; on y appréciera singulièrement l'état de phlogose ou de sphacèle ; et toute substance étrangère qu'on pourroit y découvrir, devra être soigneusement conservée dans un vase très-propre, afin de pouvoir être soumise à l'analise. Lorsqu'il s'agira de la dissection même, on portera la plus scrupuleuse attention *à l'état inflammatoire de l'œsophage, de l'estomac, et du canal intestinal*; on déterminera le degré et le siége de la phlogose et du sphacèle dans ces parties ; les excoriations de la membrane interne de l'estomac, que l'on trouve quelquefois flottante dans les liquides que contient ce viscère (1) ; les constrictions de cet

---

(1) Cette circonstance exige cependant quelque circonspection de la part du médecin-légiste, et il faudra que ces excoriations coïncident et cadrent avec les autres phénomènes de phlogose et de sphacèle, pour qu'elles puissent concourir comme preuves de l'empoisonnement. Hunter a observé que le suc gastrique pouvoit, par fois, excorier l'estomac après la mort.

La dépravation de la bile et du suc gastrique à la suite de certaines maladies gastriques et adynamiques, peut quelquefois s'exalter au point d'exercer sur les parois internes de l'estomac, une action éminemment corrosive. Les phénomènes cadavériques que l'on ob-

organe, celles surtout de ses orifices ; celles, enfin, du canal intestinal. Malgré qu'il soit très-essentiel de remarquer les places phlogosées ou sphacélées des autres viscères, tels que les poumons, le foie, le cœur ; de constater la qualité du sang trouvé dans le cœur et les principales branches vasculaires, quant à sa couleur et son degré de coagulation ; on devra diriger une attention plus particulière encore, sur les recherches à faire sur les contenus du canal digestif : si on y rencontre quelques restes de substances végétales, on en examinera la forme, la couleur, l'odeur, etc. : on déterminera, autant que possible, ces divers caractères, et l'on tâchera de découvrir, par ce moyen, si les effets mortels ont été produits par une de ces plantes qui appar-

---

serve alors, sont difficiles à distinguer de ceux produits par l'empoisonnement ; il ne manque même pas d'exemples où l'âcreté de ces liquides, dont la couleur est ordinairement poracée, a été telle, que des animaux auxquels on en fit avaler, en éprouvèrent des symptômes mortels et analogues à ceux d'un poison. Au lieu de cet état d'érosion des membranes de l'estomac, il peut encore arriver de les trouver épaissies ; ce phénomène a été observé nouvellement à la suite d'un empoisonnement par l'oxyde d'arsenic. (N. D. T.)

tiennent plus ou moins à la classe des poisons âcres (1). Dans le cas où l'intérieur du canal digestif ne permettroit point de constater ces caractères, mais qu'il n'en existeroit pas moins une forte présomption d'une action vénéneuse produite par un végétal âcre, on pourra faire avaler à un animal une portion de la substance suspectée, et en épier les effets (cette expérience ne peut cependant avoir lieu dans le cas d'un empoisonnement par une substance minérale, parce que la quantité en est ordinairement trop petite pour qu'on puisse en distraire quelque chose); encore faudrat-il, dans une pareille épreuve, ne point précipiter les inductions qu'on pourroit en tirer, et considérer, que l'organisme humain peut fort bien présenter des particularités exclusives, et que n'offre point celui de tout autre animal (2). Dans le cas où dans la liqueur, soit aqueuse, soit sanguinolente, contenue dans l'estomac ou dans les intestins, on aper-

---

(1) Plouquet , Fodéré, et autres , donnent des listes de ces plantes. (N. D. T.)

(2) Je donnai, il y a plusieurs années, *un gros* d'opium à un chien au-dessous de la stature moyenne ; au lieu de remarquer les effets auxquels j'avois lieu de m'attendre, je n'observai qu'une salivation violente. (N. D. T.)

cevroit des particules d'une *substance minérale* sous forme pulvérulente ou en gru-
meaux ; même dans le cas où on ne décou-
vriroit aucune portion solide du poison ,
mais où le décours des symptômes et l'état
pathologique du cadavre rendroient vraisemblable l'action d'un poison corrosif minéral ,
on procédera de la manière qui suit :

A. On retire avec soin et précaution de
l'estomac et des intestins, la substance pulvérulente que l'on suspecte ; lorsqu'elle s'y
trouve en grande quantité, il est à propos d'en
faire sécher une petite portion, et de la *brûler*
sur une plaque de cuivre qu'on aura fait rougir ;
celle-ci ne devra être ni trop épaisse ni chauffée
au delà du rouge cerise. On fera attention :

a. Si la poudre brûle avec une *fumée blanche*, et si , en exposant à cette fumée une
petite plaque de tôle, celle-ci se recouvre
d'une légère couche blanchâtre ; on examinera , dans ce cas, si la vapeur ne se dé-
pose point sous forme d'une chaux floccon-
neuse , ainsi que cela arrive lorsqu'on soumet le zinc à un semblable procédé (1).

---

(1) Il sera à propos d'employer la loupe dans cette
opération. (N. D. T.)

b. Si pendant la combustion il s'exhale *cette odeur d'ail*, qui indique la présence de l'arsenic; ou, si la fumée blanche qui s'élève, sans avoir l'odeur d'ail, est étouffante comme celle du *sublimé corrosif;* ou enfin, si une odeur analogue se manifeste accompagnée *de phénomènes différens;* notamment, si pendant la combustion cette odeur se répand, mais que la fumée présente les mêmes nuances que lorsqu'on expose à l'action du feu d'autres substances, telles que le phosphore, l'acide phosphorique, l'acide muriatique, le sel microcosmique (1); ou, si la couleur ressemble à celle du zinc en combustion, et si ce phénomène est accompagné d'une fumée qui se condense en flocons; ou, si l'odeur d'ail, au lieu de se produire pendant la combustion même, se manifeste déjà avant cette opération, et si la substance brûlée s'incinère sur la plaque de cuivre : dans cette dernière supposition, l'odeur d'ail devra, comme de raison, n'être attribuée qu'à l'ail ou à des ognons; ou, en un mot, à toute

---

(1) Appelé aussi sel fusible, ou sel essentiel d'urine; c'est un mélange de phosphate ammoniacal, de muriate et de phosphate de soude. (N. D. T.)

autre substance alimentaire susceptible d'é-
maner une odeur semblable.

c. Si, après la combustion, il reste sur la
plaque *une tache noire difficile à effacer.*

B. Le reste de la poudre sera mise dans
un vase de verre très-propre, et que l'on
cachettera dans le cas où on ne pourroit s'occuper de suite de l'analise (cette précaution
concerne généralement toutes les substances
à conserver) : on étiquetera ce vase, N°. 1.

C. Soit que l'on ait trouvé une substance
pulvérulente dans l'estomac, soit que, sans
avoir cette donnée, on soupçonne néanmoins
la présence d'un poison minéral corrosif, il
deviendra indispensable de réunir dans un
vase propre *tout ce qu'on aura trouvé* dans
l'estomac et dans les intestins. Ce vase, dans
le cas où on auroit déjà mis à part une matière présumée être le poison, sera étiqueté,
N°. 2.

D. Il est également essentiel de ratisser
soigneusement la surface interne de l'estomac
et du canal intestinal, de manière à la séparer,
après en avoir toutefois constaté préalablement l'état pathologique. On conservera ces
ratissures dans un vase particulier, qu'on
étiquetera, N°. 3.

E. M. Hahnemann , dans son Traité sur l'empoisonnement par l'arsenic , recommande de mettre dans un vase, N°. 4, ce que le malade aura pu vomir, et même d'y ajouter ce qui aura pu rester dans les linges ou torchons qui auront servi à étancher les matières vomies sur le sol de la chambre du malade : cette précaution devient très-utile lorsque la quantité des matières trouvées dans l'estomac est trop petite pour pouvoir l'analiser exactement.

F. Tout ce qu'on trouvera de suspect dans le domicile du décédé, soit dans des fioles, dans des boîtes, dans du papier ou tout autre part, et qui pourroit fixer l'attention du médecin-légiste , devra être indiqué et remis par lui à la justice. Ces objets pourront être étiquetés, N°. 5.

G. La poudre N°. 1, et les liqueurs N°s. 2 et 3, formeront le sujet principal de l'examen chimique. Ce n'est que dans le cas où la substance N°. 1 manqueroit, et où celles N°s. 2 et 3 seroient en très-petite quantité, qu'il faudra analiser encore la liqueur N°. 4.

H. Les liqueurs N°s. 2 et 3 seront mises chacune séparément dans des fioles propres : on mélangera chacune d'elles avec un peu d'eau de rivière froide et très-claire (1). S'il se précipitoit quelque chose sous forme pulvérulente, on décantera la liqueur, et on y ajoutera de nouvelle eau, que l'on décantera de rechef dans le cas d'un nouveau sédiment ; et l'on continuera de procéder ainsi, tout ayant soin de ne rien répandre de la liqueur, jusqu'à ce qu'elle ne forme plus de dépôt. Toute la substance pulvérulente obtenue des N°s. 1, 2 et 3, après avoir été réunie, sera lavée avec un peu d'eau froide : on versera cette poudre sur un filtre de papier à filtrer, on l'y laissera sécher sans le secours de la chaleur, on en constatera le poids, et on la conservera dans un papier marqué A ; alors on réunira toutes les liqueurs décantées de dessus cette poudre, et on les marquera B.

I. La liqueur B sera filtrée à travers un papier à filtrer blanc (papier Joseph), de manière à ce que rien ne puisse se perdre. On fera bouillir dans un vase de verre et au bain-marie, pendant six heures, dans environ huit livres d'eau, ce qui restera sur le

---

(1) Il sera infiniment plus sûr de ne se servir, dans ces sortes d'analises, que d'eau distillée. (N. D. T.)

filtre.

filtre. On filtrera de nouveau, et on conservera ce qui restera alors sur le filtre : on désignera ce résidu par la lettre C. L'eau qui aura passé sera réunie à la liqueur filtrée B.

K. On réduira cette liqueur, par l'évaporation, à une livre ; on la filtrera chaude, et on la désignera par la lettre D.

L. S'il existe une assez grande quantité de la poudre N°. 1, il sera à propos d'en dissoudre une portion dans une quantité suffisante d'eau bouillante, et de la traiter alors de la même manière que devra être traitée la liqueur D.

M. Cette dernière liqueur sera divisée en trois parties égales.

N. Dans l'une de ces parties on instillera goutte à goutte de l'huile de tartre par défaillance (carbonate de potasse déliquescé) ; et dans le cas d'une effervescence et d'un précipité, on continuera d'en ajouter jusqu'à ce que ces phénomènes n'aient plus lieu. On décantera la liqueur du précipité, que l'on fera sécher pour être mis de côté. Si ce précipité est briqueté, il sera permis de soupçonner un empoisonnement par *le muriate mercuriel corrosif*.

O.. On laissera tomber goutte à goutte, dans la liqueur éclaircie, une dissolution saturée *de cuivre* par *l'alcalifluor* (ammoniac).

On observera alors :

a. S'il se forme dans cette combinaison un précipité *vert jaunâtre ;* s'il en est ainsi, on continue d'ajouter de la dissolution de cuivre, jusqu'à ce qu'il ne se précipite plus rien. L'absence de ce précipité forme un indice des plus certains de celle de l'arsenic : si le précipité a lieu, on le sépare par décantation et filtration, on le sèche et on le soumet à l'épreuve de la combustion dont il a déjà été parlé. L'odeur alliacée complète alors la preuve de *l'existence de l'arsenic.*

b. La formation d'un précipité *blanc* indiqueroit la présence *du sublimé.*

c. La formation d'un précipité *bleu-vert* rendroit la présence d'une chaux de cuivre (oxyde de cuivre) présumable.

d. S'il se manifeste un précipité *bleu verdâtre, tirant sur le blanc,* on pourra suspecter la pierre infernale (nitrate d'argent).

e. S'il ne se forme aucun précipité , mais que la couleur de bleue qu'elle étoit, tire sur le vert, on conclura à la présence du *tartre stibié* (tartrite de potasse antimonié).

Dans tous les cas possibles, on comparera les résultats des expériences suivantes avec ceux des expériences précédentes.

P. Lorsqu'on a lieu de présumer que l'empoisonnement a eu lieu *par un sel neutre arsenical*, ou, lorsqu'on s'attend à trouver une liqueur alcaline (par ex. ; lorsqu'on sait qu'il aura été administré au malade, comme contre-poison, une substance savonneuse), il sera nécessaire, avant que d'entreprendre les deux essais qui suivent, d'examiner les deux liqueurs par la teinture de tournesol et celle du bois de Brésil ; si la liqueur bleuit par la première, et qu'elle devienne violet par celle-ci, on y ajoute un peu de vinaigre, jusqu'à ce qu'elle rougisse légèrement la teinture de tournesol, et qu'elle ne change plus celle du bois de Brésil.

Q. On verse dans *la seconde portion* de la liqueur (*voy.* M.), une partie égale *d'eau de chaux bouillante*, et l'on remarque :

a. S'il se forme un précipité *blanc* se déposant lentement ; phénomène qui a lieu toutes les fois qu'il s'agit d'un poison arsenical, *l'orpiment* (sulfure d'arsenic) excepté : il convient mieux d'essayer ce dernier par la dissolution de cuivre dans l'ammoniac.

On sépare et sèche le précipité, on le brûle, et on fait attention s'il répand l'odeur d'ail.

b. S'il se forme un précipité d'un *jaune brunâtre* (orangé), ce phénomène conduiroit à la présence *du sublimé corrosif.* On sépare, on sèche et on conserve le précipité.

c. S'il se forme un précipité *vert*, il décèle la présence *du cuivre.*

d. S'il se forme un précipité *blanc*, qui par ses autres caractères distinctifs et par la comparaison des autres essais indique la présence *du tartre stibié.*

e. S'il se forme un précipité *gris noirâtre*, il dénote l'existence *du nitrate d'argent.*

R. *La troisième portion* de la liqueur est traitée de la manière qui suit : on y ajoute de l'eau imprégnée d'hydrogène sulfuré (1)

---

(1) La manière de confectionner ce réactif, d'après le procédé de Hahnemann, est celui-ci : on prépare d'abord du soufre calcaire, ou sulfure calcaire, que l'on obtient en faisant rougir à blanc, pendant quelques minutes, dans un creuset, un mélange réduit en poudre de parties égales de soufre et de chaux caustique, ou récemment éteinte ; on prend 120 grains de ce foie de soufre calcaire, et 150 grains de crême de tartre (tartrite acidule de potasse), on les réduit en poudre, on les mélange ensemble, et on les verse dans une bouteille de

jusqu'à ce qu'elle ne se trouble plus, et l'on observe :

a. S'il s'y forme un nuage *orangé* qui finit par se déposer au fond du vase ; on sépare alors ce précipité, on le sèche et on le brûle. L'odeur sulfureuse à laquelle succède celle alliacée, confirme de nouveau la présence de l'arsenic ; (cette expérience ne réussit point sur le sulfure arsenical).

b. Ou, s'il s'y forme un précipité *jaune brunâtre* d'abord, mais tirant de suite sur le *blanc*. Cette circonstance indique la présence du sublimé. On sépare et conserve le précipité.

c. Ou, si le précipité qui se forme est d'un *brun noirâtre ;* d'où on peut conclure à la présence *du cuivre.*

d. Ou, si le précipité est briqueté ; on reconnoît ainsi le *tartre stibié.*

e. Ou, s'il est *presque noir ;* ce phénomène indique *le nitrate d'argent.*

---

verre, dans laquelle on aura mis une livre d'eau de rivière ; on bouche avec soin la bouteille, on la secoue à diverses reprises ; on laisse déposer, et on se sert, le plutôt possible, de la liqueur laiteuse qui surnage, parce qu'elle ne peut se conserver long-temps, quelque soin qu'on prenne de tenir la bouteille bien bouchée.

S. Lorsque la dissolution de cuivre par l'ammoniac caustique a fait reconnoître la présence de l'arsenic, mais que son union au soufre n'admet point les expériences Q et R , il devient indispensable d'entreprendre d'autres essais avec le restant de la poudre N°. 1 , et avec le précipité pulvérulent A. Ces mêmes essais seront toujours utiles , même lorsque l'arsenic ne se trouvera point combiné au soufre.

a. Si on peut disposer d'une quantité suffisante de poudre , il sera convenable de la sublimer dans un vase bien luté. Le sublimé arsenical, qui alors s'attache aux parois inférieures les plus chaudes du vase sublimatoire , peut alors être examiné à la loupe, et sa forme cristalline ; la volatilisation qu'on lui fera subir sur des charbons ardens , ainsi que d'autres preuves encore , convaincront de sa nature arsenicale.

b. On fond dans un creuset couvert *une partie de la poudre avec quatre à cinq parties de limaille de cuivre.* Si la poudre est de l'arsenic , on obtiendra un grain métallique blanc , entièrement dépourvu de la couleur propre au cuivre.

c. S'il reste assez de poudre , on la réduit

en métal, en la convertissant en bouillie avec de l'huile, et en distillant cette pâte dans une cornue, jusqu'à ce qu'il ne passe plus de vapeurs d'huile : on augmente alors le feu, et on sublime ainsi *le régule arsenical.*

d. Si la quantité de poudre est considérable, on en projette un peu dans un creuset, dans lequel on aura fait fondre jusqu'à l'incandescence du nitrate de potasse : (on aura soin que, pendant cette opération, il ne tombe ni graisse ni charbon dans le creuset). On observe s'il y a *boursouflement et décomposition* du nitre ; ce que l'on reconnoît facilement à l'odeur de l'acide nitrique qui s'en exhale. Si la poudre contient du sulfure arsenical, l'expérience devient douteuse, parce que celui-ci déflagre avec le nitre. En général, cette expérience ne devra jamais être considérée autrement que comme complémentaire, et ne sera concluante qu'autant que tous les essais antérieurs auroient déjà indiqué l'existence de l'arsenic, parce qu'il est encore d'autres substances qui, traitées par le nitre, produisent le même phénomène.

e. Suivant les expériences de M. Hahnemann, on ne doit compter sur la précipitation des dissolutions métalliques par l'arsenic,

qu'autant qu'il est combiné de manière à former un *sel neutre arsenical* (arseniate).

T. Lorsque la fumée blanche et fétide (A. *b.*),
le précipité briqueté produit par le carbonate de potasse déliquescent (N.), le précipité blanc produit par la dissolution de
cuivre dans l'ammoniac (O. *b.*), le précipité
jaune brunâtre produit par l'addition d'eau
de chaux (Q. *b.*), le précipité jaune brunâtre
d'abord, puis tournant de suite au blanc, et
produit par l'hydrogène sulfuré (R. *b.*), ont
indiqué la présence *du sublimé*, on pourra,
si la quantité en est assez grande, achever
de s'en convaincre par l'addition du mercure courant, et par la trituration de ces
deux substances avec l'eau de chaux ; alors
le mélange deviendra noir.

U. Lorsque les expériences précédentes,
c'est-à-dire, le précipité bleu - vert produit
par la dissolution du cuivre dans l'ammoniac (O. *c.*), le précipité vert produit par
l'eau de chaux (Q. *c.*), le précipité brun-noir
produit par l'hydrogène sulfuré (R. *c.*), auront
indiqué ou fait soupçonner la présence du cuivre, on continuera à procéder de la manière
qui suit :

a. On plonge dans la dissolution *une lame*
de

de fer bien polie, et après l'y avoir laissé pendant douze heures, on remarque si elle se couvre d'une couche de cuivre (1).

b. Après avoir dissous la substance suspecte dans de l'acide marin (acide muriatique), on y verse goutte à goutte de l'ammoniac caustique, et l'on remarque s'il se forme un précipité *verdâtre* qui, en continuant d'ajouter de l'ammoniac, se dissout et communique à la liqueur une couleur *bleue*.

c. On ajoute alors à la dissolution, une dissolution de prussiate de potasse, et l'on observe si le cuivre se précipite sous couleur *verte jaunâtre* d'abord, mais qui tourne bientôt au *brun rougeâtre*, et qui, par la dessiccation, devient presque *noire*.

V. Dans le cas où le précipité bleu verdâtre, tirant sur le blanc, formé par la disso-

---

(1) Il est à peu près inutile de laisser tremper la lame de fer pendant douze heures, à moins qu'on ne veuille extraire tout le cuivre contenu, et en constater le poids. Même dans cette supposition, on pourra considérablement accélérer l'opération, en employant un peu de chaleur : on lavera, à diverses reprises, avec de l'acide muriatique très-étendu d'eau, le cuivre obtenu, afin d'en séparer le fer qui pourroit s'y trouver mêlé. (N. D. T.)

lution de cuivre dans l'ammoniac (O. *d.*), ou le précipité gris noirâtre formé par l'eau de chaux (Q. *d.*), ou le précipité presque noir, formé par l'hydrogène sulfuré (R. *d.*), indiqueroient la présence du nitrate d'argent, on achevera d'en acquérir la conviction par les effets que ce sel produit sur la peau, et, s'il en existe une quantité suffisante, par *la réduction.* A cet effet, on ajoute à une partie de la dissolution de nitrate d'argent, vingt parties d'eau distillée et deux parties de mercure vif bien pur ; au bout de quelque temps l'argent se précipite avec une portion du mercure superflu à sa précipitation, et forme ainsi ce que les chimistes appellent *l'arbre de Diane.*

W. Pour s'assurer de la présence du vitriol blanc (*sulfate de zinc*), on le précipite par de l'alcali fixe ; la liqueur donne alors, par le rapprochement, selon qu'on aura employé de la soude ou de la potasse, soit du sel de Glauber (sulfate de soude), ou du tartre vitriolé (sulfate de potasse). Le précipité, en le fondant avec du poussier de charbon et du cuivre rouge, donnera du cuivre jaune.

3°. Lorsque les symptômes qui ont précédé la mort, savoir, une incitation excessive, suivie d'un relâchement absolu ; une agonie marquée par de violentes commotions convulsives, indiquent l'action d'un poison narcotique, il faudra, en examinant le·cadavre, s'attacher surtout *aux effets de la putréfaction*, qui, dans cette sorte d'empoisonnement, est tellement rapide, que l'on trouve dans la règle de larges plaques rouges sur la peau ; une face bouffie, rouge, brune, livide ; les traits horriblement contrefaits, les yeux à moitié ouverts, le trajet des vaisseaux veineux distinctement marqué sur tous les membres par la putréfaction, la masse entière du sang décomposée et totalement liquéfiée. On fera pareillement attention, dans ce cas d'empoisonnement, *à la distension extraordinaire de l'estomac et des intestins, à la dilatation et à la réplétion sanguine de leurs vaisseaux, à la constriction des orifices de l'estomac, au ramollissement de certaines places de ce viscère, à l'état de la rate et du foie*, qui, étant très-pourvus de sang, sont de préférence atteints par la putréfaction. On appréciera, avec une égale attention, les autres modifications que le reste des organes présentent, et l'on examinera, avec le plus grand soin, *ce que l'estomac et le canal intestinal contiennent.* On peut y trouver quelquefois des restes du poison assez peu altérés pour que , par leur couleur , leur odeur, leur forme et leur consistance , joint à ce qu'on sait des circonstances qui ont accompagné la maladie et la mort , on puisse déterminer avec certitude le genre de celle-ci. Si , au contraire , les contenus du canal alimentaire étoient trop altérés , et que l'on ignorât les détails qui auroient précédé la mort , il deviendroit presque impossible de statuer quelque chose de certain : la seule ressource qui resteroit en pareille occurrence , seroit *de faire avaler à un animal quelque chose des matières trouvées , et d'en observer les effets. Le galvanisme* pourroit encore fournir quelques traits de lumière : à cet effet , il s'agiroit d'appliquer de la substance suspecte sur un ou plusieurs nerfs et muscles d'un animal vivant ou nouvellement tué , et rechercher alors , par l'irritant galvanique , quels sont les changemens qu'elle aura fait subir à l'incitabilité de ces organes ; changemens que l'on jugera comparativement aux phénomènes qu'offriront les autres nerfs et muscles du même animal, et sur lesquels on n'aura pas appliqué de la substance prétendue vénéneuse (1). Cependant, toutes les fois qu'il subsistera encore le moindre doute, il sera du devoir du médecin-légiste de convenir de son incertitude.

4°. Enfin, dans les cas où, par les symptômes qui ont précédé la mort, tels qu'une colique violente, et des paralysies, on a lieu de soupçonner l'action d'un poison *exsiccatif* pris à forte dose, particulièrement celle du plomb ; ou, lorsque le trouble mortel qui s'est manifesté peu à peu dans les fonctions digestives et nutritives, semble indiquer l'action de ce métal pris à petite dose, on insistera, lors de l'autopsie cadavérique, sur les points qui suivent :

---

(1) Il sera néanmoins nécessaire, afin d'obtenir des résultats certains, d'entreprendre préalablement une série d'expériences avec tous les liquides contenus habituellement dans le canal digestif; on devroit, surtout, étendre ces expériences sur ces mêmes liquides, dans l'état pathologique, afin de connoître tous les effets qu'ils sont susceptibles de produire sur les nerfs ainsi que sur les muscles. M. Pilger a déjà publié diverses expériences qui ont rapport à ce sujet; *voyez* son ouvrage, intitulé : *Expériences pour constater les effets que produisent divers poisons et médicamens sur l'augmentation ou la diminution de l'irritabilité nerveuse.* Giesen, 1800.

Après avoir, comme de coutume, inspecté le cadavre extérieurement, on examinera surtout si l'estomac et les intestins offrent *un léger état inflammatoire*, et s'ils sont macérés ou même sphacélés par endroits ; si généralement les vaisseaux sanguins de ces viscères sont dans un état de *réplétion excessive* ; s'il existe des constrictions en certains endroits du canal intestinal ; quel est l'état *du pancréas*, *du mésentère*, *des vaisseaux chylifères*, *et des glandes mésentériques* ; si ces organes sont phlogosés, purulens, tuméfiés, obstrués : il sera nécessaire de se convaincre, par des injections mercurielles dans les vaisseaux chylifères, si cette obstruction est réelle ou seulement apparente : on constatera également l'état des autres viscères, notamment celui *du foie, de la rate, et des poumons*. Il sera singulièrement important d'examiner si l'estomac ou le canal intestinal *ne contiennent aucune substance suspecte*. On reconnoît la présence du plomb dans ces substances, par le procédé de Hahnemann, c'est-à-dire, par l'hydrogène sulfuré, lequel précipite ce métal en oxyde noir, ou par l'acide sulfurique étendu d'eau, qui forme avec lui un précipité blanc ; si la substance contenoit, en outre, de l'arsenic, l'hydrogène sulfuré produiroit un précipité *rouge foncé ;* et si elle contenoit du sublimé, il seroit d'un *rouge sale.* Le moyen le plus sûr, mais le plus lent, de s'assurer de la présence du plomb, seroit d'évaporer à siccité le liquide ou la masse trouvés, et d'en tenter la réduction par l'addition du poussier de charbon (1).

Addition du Traducteur aux règles à observer dans les cas d'empoisonnement.

L'emploi fréquent de l'oxyde d'arsenic dans les arts et pour la destruction d'animaux nuisibles, a tellement facilité les occasions de

----

(1) Il est souvent difficile de constater chimiquement la présence du plomb, lorsqu'il a agi comme poison lent, non-seulement parce que la dose de ce métal n'a pas besoin d'être considérable pour produire cet effet ; mais encore, parce qu'au bout d'un certain temps, on n'aperçoit de lui que les traces pernicieuses qu'il laisse sur l'organisation, sans pouvoir découvrir les moindres vestiges matériels du poison même. Lorsque le plomb a été employé à haute dose, et que la mort ne tarde point à être la suite de son action, on est plus fondé à espérer de reconnoître chimiquement la présence de ce métal

répandre cette substance dangereuse en des mains imprudentes ou criminelles, que l'empoisonnement arsenical est devenu un de ceux dont la société a lieu de remarquer et de déplorer journellement les suites funestes ; en conséquence, tout ce qui peut jeter quelque jour sur les moyens d'atténuer l'action mortelle de ce poison, ou d'en constater la présence dans le corps humain, ne sauroit être saisi avec trop d'intérêt.

L'oxyde d'arsenic est peu soluble, il faut plusieurs onces d'eau chaude pour en dissoudre quelques grains. Si l'empoisonnement a eu lieu par une solution arsenicale, il en

---

dangereux. Si, dans ce cas, on veut employer l'hydrogène sulfuré comme réactif, il ne faudra pas omettre de faire suivre cette expérience de la contre-épreuve par l'acide sulfurique, attendu que le premier a la propriété de former encore avec d'autres métaux des précipités plus ou moins foncés. Un autre moyen de constater la présence du plomb, s'il se trouvoit en quantité notable, seroit de faire sécher la substance que l'on suspecte, de la faire digérer dans du vinaigre distillé, dont la saveur deviendra douce, et d'y suspendre une petite lame de zinc, sur laquelle le plomb se déposera sous forme métallique, et formera ainsi ce que les chimistes appellent *l'arbre de Saturne*. (N. D. T.)

résulte

résulte que la quantité du poison parvenu dans l'appareil digestif est tellement petite, qu'elle se soustrait à l'analise chimique, ou du moins qu'elle la rend peu sûre. D'autres fois l'arsenic pris en substance peut être rejeté presque en totalité ; et si on ne peut se procurer les matières vomies, il en naît nécessairement le même inconvénient, relativement à l'analise (1).

Un pharmacien distingué de Berlin, M. Wendland, frappé de cet obstacle, qui seul peut arrêter la marche de la justice, a dirigé ses recherches vers les divers réactifs employés jusqu'à présent pour découvrir la pré-

---

(1) Je m'étois d'abord proposé de m'étendre sur les causes de ces différences dans la manière d'agir de l'arsenic ; mais j'ai fait une réflexion qui m'a empêché de me livrer à cet examen. Lorsqu'on écrit sur l'action de substances éminemment vénéneuses, on ne sauroit trop craindre d'entrer dans certains détails, dont le développement peut fournir au crime des idées propres à assurer ses sinistres projets et à en masquer les effets. Cet ouvrage est destiné, il est vrai, aux gens de l'art ; mais puis-je répondre qu'il ne tombera pas entre des mains profanes assez perverses pour abuser des traits de lumière qu'une discussion indiscrète pourroit fournir. . . . . .

sence de l'arsenic ; il croit devoir accorder la préférence au sulfure ammoniacal : ce réactif ne se trouble que peu par les acides ; mais combiné à la moindre parcelle d'arsenic, on en précipite avec facilité, par l'addition d'un acide, un précipité jaune, qui est du sulfure d'arsenic. Ce précipité s'obtient de suite ; et quelque colorée que soit la liqueur arsenicale, on distingue aisément la couleur jaune du dépôt. Ce dernier avantage n'a pas lieu lors de l'épreuve par le cuivre ammoniacal, dont, au surplus, la dissolution est facilement troublée par toute liqueur qui contient de l'acide gallique, telle que les infusions de thé, dont on fait un usage fréquent dans les cas d'empoisonnement.

L'action du sulfure ammoniacal sur la dissolution arsenicale, est beaucoup plus rapide et plus marquée que celle des autres sulfures alcalins, et mérite, sous ce rapport, de leur être préférée.

Ce qui vient d'être dit ne devra cependant pas empêcher de recourir à tous les autres moyens indiqués dans le Manuel, et surtout, lorsque faire se peut, à la sublimation.

De l'empoisonnement par l'acide nitrique.

M. Rose n'a pas parlé de l'empoisonnement par l'acide nitrique, presque aussi fréquent que celui par l'arsenic (1). Cette espèce d'empoisonnement n'admet que rarement, et peut-être jamais, l'analise chimique, parce que l'oxygène de l'acide se portant rapidement sur la substance animale, on ne trouve plus d'acide libre dans l'estomac. Si cependant des circonstances particulières permettoient qu'il s'en rencontrât encore, on le reconnoîtroit aisément à l'odeur qui lui est particulière, et à l'effervescence avec des substances carbonatées. Il suffiroit alors de saturer de potasse la liqueur trouvée, pour obtenir, par l'évaporation, du nitrate de potasse. Lorsqu'il n'existe point d'acide libre, il ne reste au médecin-légiste qu'à reconnoître les caractères particuliers des altérations organiques produites par l'acide nitrique. Je ne puis mieux faire que de recommander, à ce sujet, à mes lecteurs, l'excellente monographie *sur*

---

(1) On peut dire que dans Paris, et depuis plusieurs années, il l'est davantage encore.

l'empoisonnement par l'acide nitrique, publiée, en l'an X, par le docteur Tartra : cet ouvrage est du nombre de ceux dont un médecin-légiste ne peut se passer.

CHAPITRE IX.

Règles concernant l'examen cadavérique d'enfans nouveau-nés.

Le médecin-légiste chargé d'inspecter judiciairement le cadavre d'un enfant nouveauné, devra, après s'être assuré qu'il ne renferme aucun reste de vie, s'informer, le plus exactement possible, 1°. des circonstances qui auront précédé la mort, et les consigner soigneusement : il tâchera, principalement, de s'instruire des détails qui peuvent avoir rapport à la naissance de l'enfant ; si la mère étoit primipare ; si l'enfantement a été marqué par des symptômes extraordinaires ; s'il a été laborieux, prompt ou même subit ; dans quel état se trouvoit la mère, avant et après l'accouchement ; s'il a été suivi d'une perte de sang considérable ; si l'enfant a crié après être venu au monde ; s'il a fait mouvoir ses yeux ou ses membres; s'il a pris quelque aliment; s'il a rendu le méconium, et s'il a uriné; si d'autres personnes que la mère étoient présentes à l'accouchement, lesquelles, et quels sont leurs rapports avec la mère; on s'informe ensuite où le cadavre a été trouvé; s'il étoit vêtu, empaqueté, enveloppé dans quelque chose; si le cadavre est encore dans le même état où on l'a trouvé, ou s'il y a quelque chose de dérangé, de changé, et ce que ce peut être; en quel lieu et dans quelles circonstances le cadavre a été trouvé; s'il a été découvert dans l'intérieur d'une maison ou au dehors, sous terre, dans l'eau, etc.; si la saison et la température de l'atmosphère étoient froides, chaudes, humides ou sèches; si l'endroit où gissoit le cadavre et si les corps qui l'entouroient immédiatement étoient propres à favoriser ou à retarder la putréfaction.

2°. Après avoir constaté ces divers points, le médecin-légiste examinera, avant tout, si le cadavre offre quelques traces de putréfaction, et quel en est le degré. Il remarquera, par conséquent, à quel point le corps mort exhale une odeur cadavéreuse; s'il est bouffi; si l'épiderme se détache; si la couleur de la peau est altérée, livide; si les fontanelles paroissent déprimées sans qu'il y ait aucun signe de lésion externe ; si le cordon ombilical est fané, fétide et ramolli au point de se rompre au moindre effort ; si les muscles sont flétris et pultacés.

3°. On appréciera encore le degré *de maturité de l'enfant.* Il est essentiel de constater, à ce sujet, si la longueur de l'enfant est au-dessus ou au-dessous de dix-sept à vingt-un pouces, et son poids au-dessus ou au-dessous de six à sept livres. Il importe que les dimensions et la pesanteur soient indiquées avec précision. On constatera si la peau du corps, et surtout si celle de la face est ferme, d'un blanc rougeâtre, et tapissée de graisse, ou si elle est flétrie et ridée, si, en un mot, elle donne à l'enfant l'aspect de la vieillesse ; si l'épiderme est ferme, uni et serré, ou s'il est encore très - délicat, mince et transparent ; si les ongles des mains et des pieds sont durs, parfaitement formés, ou s'ils ne sont encore que des lames extrêmement minces et molles, et qui n'atteignent point jusqu'aux extrémités des doigts ; si les cheveux de la tête ont déjà une certaine longueur et épaisseur, ou s'ils ne sont que courts, clair semés, ou même, s'ils manquent entièrement ; si les oreilles sont d'une consistance ferme et cartilagineuse, ou s'ils ne représentent que des feuilles molles, et dont la minceur et la délicatesse, des bouts surtout, sont extrêmes ; si les muscles et les os ont la solidité, la longueur, la grandeur, l'épaisseur et la rondeur convenables ; si le volume de la tête, comparé à celui du corps, offre la proportion requise, et si cette proportion a lieu également entre la grandeur des fontanelles et celle de la tête même ; ou si la tête est encore trop petite, et les fontanelles, surtout la grande, trop écartées ; si le cordon ombilical est ferme, épais, fort et noueux ; ou, s'il est grêle, délicat et privé de sucs ; si, lorsque l'enfant est *de sexe mâle*, les testicules sont déjà descendus dans le scrotum, ou s'ils sont encore renfermés dans la cavité abdominale ; enfin, quel est le degré de maturité que les circonstances précédentes permettent de supposer chez l'enfant, et jusqu'à quel point on peut en conclure à sa viabilité parfaite, et aux facultés propres à la soutenir.

4°. On constatera pareillement, et autant que la seule inspection externe le permet, *si l'enfant est régulièrement conformé :* on indiquera rigoureusement jusqu'à la moindre irrégularité extérieure, et l'on remarquera jusqu'à quel point elle est susceptible de former obstacle à la faculté vitale ; telle seroit, par exemple, l'absence de la tête ou du cerveau.

5°. On recherchera, avec un soin extrême, si le cadavre décèle extérieurement quelques traces de lésion ; ainsi, surtout, s'il s'y rencontre des plaies, des phlogoses, des sugillations, etc. ; si les taches brunes ou bleues qui peuvent s'y offrir sont de véritables ecchymoses, ou si elles ne seroient pas plutôt les suites d'un état pathologique de l'enfant, lorsqu'il étoit encore renfermé dans le sein maternel, ou bien de simples taches cadavériques ; si, en un mot, ces taches laissent découvrir ou non l'incision, par du sang coagulé ; quelle est la couleur de la peau ; si elle est régulière, si elle est plus foncée qu'à l'ordinaire ; ou, si elle est excessivement pâle et couleur de cire, ainsi que cela a presque toujours lieu à la suite d'hémorragies mortelles ; si les sugillations que l'on remarque à la tête s'accordent avec ce qu'on aura pu apprendre des détails de l'enfantement, et si on peut les imputer à ces mêmes détails. Si les fontanelles, notamment

la

la grande, sont convexes ou déprimées ; si
on y remarque de la meurtrissure, de l'inflammation ou des traces d'une piqûre ou d'une
pression ; si la bouche, le nez, les oreilles, l'a-
nus, les parties sexuelles offrent des vestiges
d'une violence quelconque ; si sur la longueur
de la colonne vertébrale il se manifeste quelque phénomène suspect, principalement des
sugillations, de la phlogose, des luxations, des
traces de lésions subtiles, telles, par exemple,
que l'introduction d'une aiguille entre deux
vertèbres ; si le cou présente l'empreinte meur-
trie d'une pression externe, et si ces sugillations sont accompagnées, dans toute leur
étendue ou par endroits seulement, d'une excoriation de l'épiderme (1) ; si la face est

---

(1) Plouquet, dans son Traité sur les divers genres
de mort violente, insiste sur cette circonstance, comme
pouvant servir à distinguer l'effet d'une violence externe, d'une strangulation de l'enfant par le col de la
matrice, le vagin, ou par le cordon ombilical. Il s'en faut
pourtant que ce signe puisse être regardé comme infaillible. L'excoriation de l'épiderme du cou indique,
selon le même auteur, que la force compressive ne doit
point être attribuée à la surface très-lisse des parties de
la mère ou du cordon ombilical, mais qu'elle provient

13

brune, livide et bouffie, ou si elle ne présente aucun de ces caractères ; si le cordon ombilical est séparé ou non du placenta (1);

---

de l'application d'une corde, d'une main armée d'ongles, etc. Or, il est une foule de circonstances qui peuvent déterminer une excoriation de la peau chez un enfant qui aura été étranglé pendant l'enfantement, et sans aucune violence externe. Ce même médecin observe encore, que le col de la matrice, que le vagin et le cordon ombilical ne produisent qu'une sugillation uniforme sur tous les points, tandis que celle occasionnée par l'application des mains est toujours inégale, non-seulement quant à sa forme, mais encore quant à sa profondeur. Cependant, n'est-il aucune circonstance qui, dans le sein maternel, puisse pareillement rendre inégales les impressions qu'on découvre sur un enfant étranglé dans sa naissance ? Par exemple, la propre main de l'enfant, placée à côté du cou lorsque celui-ci essuie une constriction mortelle de l'orifice de la matrice, ne peut-elle pas produire l'effet en question ? D'un autre côté, il est très-possible d'opérer une impression uniforme, en se servant d'un lacs très-uni et très-lisse, comme seroit, par exemple, une courroie.

(1) Teichmayer (Inst. med. leg., ed. Fasel, p. 249), et autres médecins-légistes plus modernes, rangent la dernière de ces circonstances parmi les causes mortelles ; mais Plouquet ne peut l'admettre comme telle, excepté dans le seul cas où l'expulsion de l'enfant et celle du délivre auroient été simultanées.

s'il a été coupé ou déchiré ; si on y remarque quelque sugillation ou phlogose ; s'il a été lié ou non ; à quelle distance du corps de l'enfant il a été séparé du placenta ; si les vaisseaux sont ou ne sont pas dépourvus de sang (1).

---

(1) Voici les résultats auxquels ont, à la fin, conduit les discussions nombreuses et prolongées sur le degré de nécessité de lier le cordon ombilical.

1°. La ligature du cordon ombilical n'est point, à la vérité, indispensable dans tous les cas. Lorsque les circonstances sont favorables, il peut fort bien rester ouvert sans qu'il y ait d'hémorragie à redouter ; mais on a eu tort d'en conclure que la ligature étoit constamment superflue, puisqu'il ne manque point d'exemples où une perte de sang mortelle a été la suite de cette omission : il devient donc impossible de généraliser ici, où il importe d'apprécier les circonstances individuelles.

2°. Par conséquent, on ne devra jamais conclure *exclusivement* de la ligature ou de la non-ligature du cordon ombilical à une hémorragie mortelle par cette partie, ou au cas contraire. Si, d'un côté, il est possible que le cordon ombilical ait été lié après l'hémorragie, il n'est pas impossible, d'un autre côté, que l'enfant ait péri par toute autre cause que par la perte de sang.

3°. Les enfans foibles, dont la masse du sang est moindre, et dont la circulation est moins animée,

6°. En examinant plus particulièrement la tête, on déterminera d'abord si l'état des tégumens extérieurs est régulier, s'ils regorgent

---

sont aussi moins exposés que ceux robustes à une hémorragie par le cordon ombilical (1).

4°. L'époque à laquelle on sépare le cordon ombilical réclame encore la plus sévère considération : l'hémorragie ombilicale est beaucoup moins à craindre lorsque le cordon a été coupé après que l'enfant a respiré et crié, c'est‑à‑dire, après que les nouvelles voies de la circulation ont été ouvertes, et qu'ainsi ont cessé les rapports entre le placenta et l'enfant (*voyez* le Recueil périod. de la Société de Médecine de Paris, tom. III, N°. XIV). Dans le cas contraire, l'hémorragie sera beaucoup plus dangereuse.

5°. Plus la séparation du cordon ombilical a eu lieu près du ventre de l'enfant, plus l'hémorragie sera redoutable.

6°. Lorsque le cordon ombilical a été coupé par un instrument tranchant, il entraîne beaucoup plus aisément une hémorragie mortelle, que lorsqu'il a été *déchiré*, *arraché*. L'hémorragie n'offre aucune

---

(1) Je ne puis adopter le sentiment de l'auteur ; car si un enfant robuste peut mourir d'une hémorragie active, un enfant foible peut également périr d'une hémorragie passive. Il est même plusieurs raisons trop connues pour les déduire, et qui font présumer que l'hémorragie ombilicale est plus à redouter chez l'enfant foible que chez l'enfant fort. (N. D. T.)

de sang, ou s'ils en sont dépourvus ; si les taches brunes ou bleues que l'on pourroit trouver à la tête sont de véritables ecchymoses, et si elles appartiennent à celles que l'on rencontre par fois sur la tête de nouveau-nés ; si les os de la tête sont intègres,

---

vraisemblance, lorsque le cordon ombilical déchiré présente des sugillations et des coagulations de sang.

7°. Les signes qui caractérisent la mort à la suite d'une perte de sang, tels qu'une couleur blême comme de la cire de toute la surface du corps, la pâleur des viscères, le défaut de sang dans les grandes veines et dans les oreillettes du cœur, surtout dans celle antérieure, ne permettent de conclure à une hémorragie ombilicale, qu'autant qu'il n'existe aucune autre lésion susceptible de donner issue au sang ; que le corps de l'enfant est parfaitement constitué, et que le cordon ombilical ne paroît ni flétri, ni dans un état de *colapsus* : ce dernier signe dénoteroit que l'enfant manquoit déjà de sang dans le sein maternel.

8°. Alors même que tout sembleroit prouver une hémorragie ombilicale, on auroit encore tort d'en conclure *à une action criminellement préméditée*, parce que la perte de sang pourroit avoir été occasionnée pendant le travail de l'enfantement, soit par un décollement trop précipité du placenta, soit par un déchirement du cordon ombilical, surtout lorsqu'après une expulsion subite de l'enfant, la mère se seroit trouvé privée de l'usage de ses sens.

ou si on y remarque quelques lésions, notamment des dépressions, des fissures ; des
fractures, et jusqu'où elles s'étendent : quel est
l'état des parties voisines (cette circonstance
mérite d'être considérée, déjà par cela seulement que, selon Büttner, ces lésions osseuses peuvent quelquefois n'être que des
vices de conformation). Après avoir ouvert
le crâne avec précaution, on recherche, toutes
les fois qu'il y a des lésions extérieures, comme, par exemple, aux fontanelles, si l'état de
celles des parties internes qui correspondent
aux parties blessées extérieurement, présentent
quelque chose digne de remarque. On inspectera, avec une attention toute particulière,
les endroits du cerveau qui pourroient recé-
ler une lésion difficile à reconnoître extérieurement : tels sont le voisinage des fontanelles, de l'os ethmoïde (attendu qu'un instrument délié et piquant aura pu être introduit par les narines), des oreilles, des tempes :
on appréciera si les vaisseaux, les sinus du
cerveau et de ses membranes sont gorgés ou
dépourvus de sang ; ou, si ces canaux renferment quelqu'autre liquide ; si la conformation du cerveau et de ses membranes est
régulière dans toutes leurs parties, et s'il s'y

offre quelque blessure ; si , dans cette dernière supposition , la blessure pénètre bien avant dans la substance cérébrale ; si des vaisseaux ou des sinus ont été entamés, et lesquels ; si les ventricules cérébraux renferment quelqu'épanchement, et de quelle espèce il est ; (lorsqu'il s'agira d'apprécier celui-ci , on aura soin de ne point prendre inconsidérément pour du sang, toute liqueur rougeâtre qui se rencontre fréquemment dans les ventricules cérébraux des nouveaunés , dont , au surplus , le cerveau contient , dans la règle, beaucoup de sang ;) enfin, on déterminera si la base crânienne est régulièrement construite, ou s'il s'y présente quelque chose d'extraordinaire.

7°. Lorsqu'on procédera à la dissection *de la bouche* , *du palais et du cou* , on insistera sur les points suivans : s'il y a quelques lésions apparentes, et quelles sont les parties intéressées ; si les vaisseaux sont remplis de sang, s'ils en regorgent, ou s'ils en sont dénués ; si le cou offre un état inflammatoire, et s'il existe quelques traces de lésions qui auroient pu le provoquer ; si la bouche , le palais , l'œsophage, le larynx et la trachée-artère ne présentent rien d'irrégulier dans leur conformation; si on y remarque un rétrécissement quelconque, ou si ces parties se trouvent engorgées, bouchées par une accumulation de mucus, par un renversement de la langue, etc.; ou enfin, s'il y a été introduit quelque corps étranger, tel que de la filasse, de la terre, de la paille, du fumier, etc. ; si, dans le cas où on soupçonne une suffocation, on trouve dans la bouche, dans le palais ou la trachée - artère une écume aqueuse ou sanguinolente.

8°. En disséquant *la colonne vertébrale*, il importe principalement de savoir : s'il s'y présente des traces d'une violence exercée sur les vertèbres, surtout sur celles cervicales : quelle est alors la manière dont cette violence a agi. Si on découvre quelque luxation des vertèbres, on n'oubliera pas d'indiquer si elle est accompagnée ou non de sugillation à la nuque et à la moelle épinière, attendu que la luxation peut avoir été occasionnée après la mort. Les blessures et les endroits phlogosés le long de la colonne vertébrale, celles principalement de sa partie supérieure réclament une inspection des plus rigides, parce qu'elles peuvent conduire à une lésion de la moelle épinière même.

9°.

9°. Après que *l'abdomen* aura été ouvert, on examinera principalement, si la position et la conformation de ses viscères sont régulières ; si leur couleur est naturelle, ou si leur pâleur extrême dénote un dénûment de sang ; si, lorsqu'il existe quelque tendance à la putréfaction, ou qu'elle commence déjà à avoir lieu, les viscères du bas ventre indiquent par leur couleur, leur odeur ou leur consistance, qu'ils en sont atteints ; si les vaisseaux de l'abdomen sont dépourvus de sang ; notamment, si les vaisseaux ombilicaux sont ouverts, fermés, pleins ou vides de sang ; si dans le foie la division ordinaire en deux branches de la veine ombilicale, si les artères ombilicales, à partir de leur origine des hypogastriques, n'offrent rien d'irrégulier ; si la vessie contient de l'urine, et combien, ou si elle est vide ; si le canal intestinal contient du méconium, combien, et en quel endroit (1) ; si, lorsque le canal intestinal se trouve phlogosé ou spha-

---

(1) Il est presqu'inutile de remarquer que la présence ou l'absence du méconium dans le canal intestinal et de l'urine dans la vessie, ne constituent que des preuves très-équivoques de la vie de l'enfant après sa naissance.

14

célé, les substances qu'il renferme décèlent par l'analise chimique (*voy*. plus haut VIII.) les. caractères d'un poison : on devra surtout tâcher d'apprécier le refoulement plus ou moins grand du diaphragme, c'est-à-dire, on examinera s'il bombe bien avant dans le thorax, ou s'il descend dans la cavité abdominale : on remarquera ici, avec précision, l'endroit de la cavité thorachique, jusqu'où atteint la portion tendineuse du diaphragme, et on indiquera cette circonstance en comptant les côtes, et en désignant celle avec laquelle cette portion forme un parallèle. Plouquet conseille, à cet effet, de faire tomber un perpendicule sur le sternum, après quoi on essayera si, par une légère pression, le diaphragme peut se refouler ou non plus avant dans la cavité thorachique (1).

---

(1) Je ne crois pas inutile de rapporter les expressions propres de cet auteur. *Itaque secetur primum abdomen, observenturque observanda : præterea statio diaphragmatis notetur et mensuretur ; quod, ut puto, primus jam propono ; scilicet : exemtis caute visceribus abdominalibus.*

1°. Ope perpendiculi sterno impositi notetur, cui puncto, et cui costæ summum centri tendinei respondeat ; ita demum, postquam per plura extra du-

Parvenu à la dissection *de la poitrine*, on suivra la marche suivante :

a. On indiquera l'état de la cavité thorachique *quant à sa forme extérieure* ; si elle est voûtée, élevée ou aplatie, et comme comprimée (1).

---

biorum aleam posita experimenta constiterit, quodnam id punctum sit in iis, qui nunquam respiraverunt, et quodnam id sit, ad quod respiratio diaphragma deprimere soleat, in singulis casibus haud parum lucis quæstioni affundetur, an infans respiraverit nec ne.

2°. Porro tentari posset, an diaphragma ulterius sursum pelli queat nec ne. Posteriori casu præsumtioni de non facta respiratione aliquid accedet, prior autem contrariæ aliquid addet, etc. Plouquet, in commentario medico in processus criminales, pag. 259. (N. D. T.)

(1) Il seroit peut-être inconvenable d'attacher une trop grande importance à ce signe, et de le regarder, avec Daniel (*de infantum nuper natorum umbilico et pulmonibus.* Hal. 1780), comme une marque certaine que l'enfant a respiré. Non-seulement nous manquons, à ce sujet, d'observations concluantes ; mais en outre, les différences que peut offrir la conformation individuelle de la poitrine, constitueront un obstacle constant à l'adoption de ce caractère. Cette difficulté, selon Wrisberg (*de respiratione prima; Goetting.,* 1768) et Metzger (*dans son système de médecine légale*), s'ac-

b. Après avoir ouvert la cavité thorachique, et avoir évité soigneusement de ne blesser aucune des parties qu'elle renferme, on ap-

---

croîtra encore par l'impossibilité de déterminer avec certitude, si la dilatation de la cavité thorachique précède régulièrement la respiration. D'un autre côté, ce seroit aller trop loin que d'adopter l'opinion de Plouquet, lorsqu'il prétend que le diamètre horizontal de la poitrine ne reçoit aucun accroissement permanent de la respiration. Les doutes de ce médecin s'étayent de ce que les poumons se règlent sur la capacité de la poitrine et non celle-ci sur les poumons, dont ni la mollesse du tissu, ni l'air qui les pénètre, ni les muscles dont l'action est irrévocablement déterminée ne peuvent suffire pour maintenir la poitrine dans un état de dilatation : cette dilatation considérable , ajoute ce même auteur, est d'ailleurs impossible par elle-même, parce qu'elle ne peut être supposée sans une certaine distension des côtes et des cartilages, circonstance qui ne peut être admise. Cependant l'expérience parle contre M. Plouquet (Wrisberg, Metzger), et il est des médecins-légistes tellement exercés par l'habitude de voir, qu'ils reconnoissent à la seule inspection externe du thorax, si un enfant a respiré. (*Voyez* Olberg , *de docimasia pulmonum hydrostatica* ; Hal., 1791 , § 5). D'ailleurs, rien ne peut empêcher que les cartilages très-élastiques du thorax et comprimés jusque-là, ne se distendent par la respiration et ne retournent jamais complétement à leur état de compression primitive.

préciera , avec exactitude , la position des
viscères qu'elle contient , celle de la glande
thymus , des poumons , du cœur : on remarquera , surtout , le volume des poumons ; s'ils
sont dans un état *de collapsus ,* couchés sur
les vertèbres dorsales , et n'occupant qu'un
petit espace ; ou bien , s'ils sont dilatés , s'ils
remplissent la cavité thorachique , et s'ils recouvrent les parties latérales du péricarde.

c. Il sera très-important de constater tout
état pathologique de la cavité thorachique ,
tels que des stéatomes , un volume extraordinaire du cœur , des anévrismes , l'hydro-
thorax , des épanchemens de sang , de pus , etc.

d. Après avoir procédé ainsi qu'il vient
d'être dit , on sépare les poumons et le cœur
des troncs vasculaires , que l'on aura préalablement liés ; on coupe la trachée , et on les
retire ainsi de la cavité qui les contenoit ; on
les nettoie avec une éponge lorsqu'ils sont trop
sanglans , et on les examine *quant à leur
couleur ,* savoir : si elle est brune , bleue ,
rouge ou blanchâtre : *quant à leur consistance et leur élasticité ;* si ces deux qualités
s'y rencontrent de la même manière que dans
d'autres viscères compactes; ou bien , si elles en
diffèrent : *quant à leur constitution saine ou*

maladive ; s'ils ont des tubercules, des vomiques, des amas de pus, d'eau, s'ils sont gorgés de sang, etc. : enfin, *quant à leur degré de décomposition ;* cette circonstance ne peut être appréciée par l'état seul de la putréfaction générale du corps, attendu que les poumons appartiennent aux organes dans lesquels celle-ci ne s'établit qu'en dernier lieu : on la constatera donc par l'odeur fétide, par la couleur livide, par la consistance pultacée, et par les bulles qui s'élèvent dans le tissu cellulaire, le long des incisions que l'on pratique dans les poumons.

e. Il est à propos *de peser ensemble les poumons et le cœur*, et d'en consigner le poids : lorsque *le cœur, les grands troncs vasculaires et la trachée-artère* auront été séparés des poumons ; il conviendra de peser ces parties séparément, et d'en soustraire le poids total de celui des poumons, de manière à pouvoir comparer la pesanteur de ceux-ci à celle du corps entier, ainsi que l'indique la docimasie pulmonaire de Plouquet (1).

---

(1) Malgré qu'il existe des objections réelles contre cette épreuve, qui se fonde sur l'entrée du sang dans

f. On placera les poumons, avant que de les avoir séparés du cœur, dans un vase profond rempli d'eau propre et froide : on les placera doucement et sans violence sur le milieu de l'eau : le vase doit être assez profond, c'est-à-dire, il doit contenir au moins un pied passé d'eau, afin que la colonne liquide soit proportionnée au poids et au volume des poumons ainsi que du cœur, et qu'elle puisse les supporter dans le cas où ils seroient susceptibles de surnager. Il est indispensable que l'eau soit propre, surtout qu'elle ne soit pas salée, parce que des parties hétérogènes

---

les vaisseaux pulmonaires, et sur les changemens qui en résultent relativement aux rapports entre le poids des poumons et celui du corps entier, elle n'en mérite pas moins quelqu'attention, parce qu'elle repose sur une loi physique des plus incontestables, et qu'elle pourra, par la suite, conduire à des éclaircissemens précieux sur la vitalité de l'enfant après sa naissance. Cette épreuve est d'ailleurs trop facile à faire pour qu'on doive la négliger, et elle ne peut que compléter la somme des inductions déjà acquises. Il sera essentiel, lorsqu'on voudra exécuter cette méthode, d'avoir égard au sexe de l'enfant, à sa longueur, à sa pesanteur, à celle des poumons sans le cœur, et en général, à toutes les autres conditions particulières à cet organe.

pourroient, en en augmentant la pesanteur spécifique, donner lieu à de fausses inductions : l'eau doit être froide, parce que celle chaude dilate les poumons et favorise ainsi leur supernatation, principalement lorsqu'il existe déjà une foible tendance à la putréfaction. *Brinkmann* observe cependant qu'elle ne doit pas non plus être trop froide, parce qu'en contractant les poumons elle pourroit en expulser l'air contenu (1). On remarque alors, *si les poumons et le cœur tombent au fond de l'eau, ou s'ils surnagent ; s'ils y tombent tout à coup, ou lentement ; s'il y a une portion des poumons, qui semble couler plus difficilement à fond, ou si les poumons plongent en entier ; s'ils s'arrêtent ou non au milieu du vase.*

g. A la suite de cette expérience, on sépare le cœur et le péricarde des poumons,

---

(1) Comme la docimasie pulmonaire réclame une grande exactitude, et que le médecin-légiste doit, en l'exécutant, éviter tout sujet de reproche et de nullité, il sera convenable de régler, par le moyen du thermomètre, la chaleur de l'eau sur celle de l'atmosphère dans laquelle on opère, à moins que celle-ci ne soit excessivement chaude ou froide. (N. D. T.)

et

et on la réitère encore une fois avec les poumons seuls. Ici il faudra observer, avec la plus grande attention, si en changeant les poumons de situation dans l'eau, ou, si en plaçant en dessus la surface qui se trouvoit sous l'eau, ils sont submergés plus facilement ou plus difficilement, et si une partie des poumons nage constamment, et n'est entraînée sous l'eau que par le poids des autres : cette partie devra être indiquée.

h. On sépare alors chaque lobe des poumons ; on répète, avec chacun d'eux *isolément*, l'expérience susdite, et l'on remarque si les deux parties offrent les mêmes phénomènes l'une que l'autre, ou s'il s'y manifeste quelque différence, et laquelle ; si pendant qu'une moitié des poumons surnage, l'autre coule à fond, et si c'est, ainsi que cela arrive ordinairement, le lobe droit qui surnage.

i. On coupe alors chaque lobe en plusieurs morceaux, ayant soin toutefois de ne point confondre les fragmens du côté droit avec ceux du côté gauche, et l'on s'attache attentivement aux points suivans :

α. Si pendant la division par l'instrument tranchant on entend une espèce de sifflement provenant dans les poumons qui ont respiré, de la sortie de l'air contenu dans les cellules pulmonaires. Il ne faudra cependant pas attacher une trop grande importance à ce son; car malgré qu'on ne l'entende jamais lorsqu'on opère sur des poumons d'enfans mort-nés, il ne s'ensuit pas, comme le prétend M. *Metzger*, qu'on ne l'observe point sur des poumons gonflés par une insufflation artificielle : l'air fourni par celle-ci est trop analogue à celui inspiré, pour qu'il puisse produire une différence aussi notable.

β. Si les vaisseaux des poumons contiennent *beaucoup ou peu de sang*, ou s'ils en sont entièrement dépourvus : ce signe n'est concluant que lorsqu'une forte hémorragie n'a point précédé la mort.

γ. Si en examinant sous l'eau quelques fragmens des poumons, il s'en dégage des bulles d'air qui montent sur la surface du vase.

δ. Si dans la dissection des poumons, on aperçoit quelqu'état morbide de leur parenchyme.

ε. Si les fragmens pulmonaires surnagent, ou s'ils coulent à fond; si tous se comportent comme les poumons entiers, ou si quelques-uns seulement surnagent, tandis que d'autres tombent au fond de l'eau ; à quelle partie des poumons ils appartiennent.

κ. Indépendamment des poumons, *on placera encore sur l'eau d'autres viscères entiers et coupés par morceaux* , tels que le foie, la rate, le cœur : on remarque s'ils surnagent ou non.

λ. Il importera de constater soigneusement si les *grands vaisseaux de la poitrine* , notamment ceux veineux, et si *les cavités du cœur* renferment peu ou beaucoup de sang, ou s'ils en sont privés : on indiquera, avec précision, ces vaisseaux et ces parties du cœur.

μ. Enfin, on inspectera plus exactement *le cœur* , et l'on observera s'il n'offre rien d'extraordinaire, et si le trou oval, ainsi que le conduit artériel, sont encore ouverts.

FIN DU MANUEL.

De la docimasie pulmonaire.

§ Ier.

Déterminer si un enfant a vécu après sa naissance, forme une question aussi délicate qu'importante, et sur laquelle la médecine seule peut éclairer les tribunaux ; il est deux cas où ceux-ci en réclament la solution : le premier concerne l'infanticide, qu'il n'est permis de supposer, qu'autant que la vitalité de l'enfant aura été prouvée ; le second se rapporte au droit de successibilité, lequel ne peut être admis que chez un enfant viable. (Cod. Civ. , liv. III , tit. premier, chapitre II, art. 725.)

§ II.

Autant que le fœtus est encore renfermé dans le sein maternel, il ne peut respirer, et ses poumons ne prennent qu'une très-foible part à la circulation sanguine ; mais du moment où la communication entre l'enfant et la mère cesse, la respiration devient pour lui un besoin impérieux, une condition indis-

pensable à la continuation de son existence ;
de sorte que la vie et la respiration doivent
être considérées par le médecin-légiste comme
deux points inséparables. En conséquence ,
tout ce qui , dans le cadavre du nouveau-né ,
démontre que la respiration s'est effectuée ,
devient par cela même une preuve de la
vitalité après la naissance. C'est sur cet axiome
que repose *la docimasie* ou *l'épreuve pulmonaire.*

§ III.

Le point principal de cette épreuve consiste , comme on sait, dans la manière dont
se comportent les poumons placés sur une
colonne d'eau : leur supernatation démontre
une diminution de leur gravité spécifique ,
suite de l'introduction de l'air extérieur dans
le parenchyme pulmonaire ; leur submersion ,
au contraire , permet de présumer que la
respiration n'ayant pas eu lieu , le tissu pulmonaire n'a pu être étendu par l'air extérieur, et conserve ainsi cette densité primitive qui se refuse à la supernatation (1).

____

(1) Il est presqu'inutile d'observer que la diminution
de la gravité spécifique des poumons ne doit point

§ IV.

Une considération trop générale de ce phénomène, a fait éclore une suite d'objections élevées par quelques médecins illustres contre la validité de l'épreuve pulmonaire hydrostatique : il peut , dit M. Mekel , le plus redoutable de tous , se présenter des cas : 1°. où l'enfant a vécu après la naissance , sans avoir cependant respiré ; 2°. où la respiration ayant eu lieu , l'état des poumons semble prouver le contraire ; 3°. où l'enfant n'ayant ni vécu ni respiré , les poumons témoignent néanmoins pour sa vitalité. Les circonstances , continue ce physiologiste , qui admettent le premier cas , se présentent lorsque des oblitérations connées de la bouche , de la trachée-artère , des narines , un engorgement glaireux de ces parties , et en général toute autre cause semblable s'oppose à l'accès de

être considérée comme absolue , mais bien comme relative; c'est l'augmentation de leur volume , comme le remarque Mahon (méd. lég. , t. II, pag. 478), qui cause cette différence, qui ne peut être contrebalancée par le surcroît de matière qui est venue accroître la masse déjà existante.

l'air extérieur, et qu'en même temps le développement physique de l'enfant, la violence avec laquelle le sang jaillit du cordon ombilical, les pulsations du cœur et les mouvemens des membres prouvent pour la vitalité. Les circonstances qui déterminent le second cas existent, lorsque la respiration a été tellement imparfaite et rare, que seulement la portion inférieure du poumon droit aura été dilatée, et que l'on se borne à soumettre le poumon gauche à l'expérience; lorsqu'une suffocation venant à succéder à la respiration, décide dans les poumons une stase sanguine assez considérable pour augmenter leur pesanteur spécifique au point de les faire couler à fond ; lorsqu'un état purulent ou squirreux ont altéré le tissu pulmonaire au point d'empêcher l'épreuve pulmonaire de conduire à une induction conforme à la vérité; enfin, lorsque des enfans ont vécu des heures entières après leur naissance, qu'ils ont même crié, et que néanmoins l'expérience pulmonaire décide contre la vitalité de ces individus.

§ V.

Il est facile d'apercevoir que ces objections,

tions, plus ou moins fondées, se rapportent, d'un côté, à la manière trop générale dont M. Mekel envisage l'épreuve pulmonaire, et d'un autre côté, au cercle trop étroit auquel il restreint la méthode d'expérimenter, qui, selon lui, semble se borner aux seuls rapports de pesanteur spécifique entre les poumons et l'eau. Or, considérons la docimasie pulmonaire sous un point de vue plus étendu; appelons-la plutôt *l'épreuve respiratoire*, et disons, avec M. Metzger, qu'elle consiste *en une suite d'expériences et de comparaisons exactes, relatives à cet état du thorax, des poumons et des parties avoisinantes qui nous fait reconnoître si un enfant a respiré ou non.*

§ VI.

En effet, les modifications que la respiration apporte dans l'organisation des mammifères, se bornent-elles uniquement à la seule augmentation de la légèreté spécifique du tissu pulmonaire, et celle-ci n'est-elle pas encore accompagnée d'autres phénomènes non moins saillans qui résultent, non-seulement des nouvelles voies que le torrent de la circulation sanguine se fraye, mais encore des changemens de situation, de volume et de surface que l'acte respiratoire détermine dans les organes , dont le jeu concourt à cette fonction : c'est ainsi qu'après la respiration, les poumons qui , jusqu'alors flétris, d'une couleur rouge obscure, n'occupoient qu'une petite place dans le fond du thorax, le remplissent entièrement, et recouvrent le péricarde : leur couleur devient plus claire et plus ou moins pâle , selon que les vaisseaux pulmonaires se trouvent plus ou moins gorgés de sang : les cellules pulmonaires se remplissent d'air, et donnent à l'organe une habitude emphysématique. Le sang des vaisseaux pulmonaires devient écumeux ; le thorax , d'aplati qu'il étoit , se voûte ; le diaphragme, au contraire , s'aplatit davantage ; la valvule du trou ovale s'aplique contre celui - ci, et ne tarde pas par la suite à s'effacer entièrement ; le canal artériel se flétrit et s'oblitère : le même phénomène a lieu sur le canal veineux qui, avant la respiration, servoit à rapporter directement une portion de sang de la veine ombilicale à la veine cave.

Outre ces changemens, qui signalent la respiration, il en est d'autres encore moins constans, plus indirects, et par cela même moins concluans ; mais qui néanmoins, lorsqu'ils se rencontrent avec les phénomènes que je viens de décrire, peuvent compléter les inductions du médecin-légiste en faveur de la vitalité d'un nouveau-né : je veux parler de la flétrissure du cordon ombilical, et de tout signe qui indique que les excrétions urinaire et fécale se sont effectuées.

§ VII.

Après ces considérations générales, il me reste à reprendre, avec détail, les divers reproches qui paroissent affoiblir la validité de l'épreuve respiratoire dont l'expérience hydrostatique fait la principale base : ils peuvent se classer sous quatre objections principales, que j'essayerai d'apprécier à leur juste valeur ; de cet examen découleront, en même temps, les préceptes, dont l'observation rigoureuse éloignera les inductions fausses, et conduira à des conséquences convaincantes.

§ VIII.

Première objection. Il n'est pas impossible, disent quelques adversaires de la docimasie pulmonaire , *qu'un enfant puisse respirer avant que de naître :* entendent-ils par-là ce phénomène contesté, à juste titre, ce *vagitus utérin ?* Mais quelle est alors l'observation digne de foi qui établisse qu'on ait entendu l'enfant pousser des cris dans le ventre de sa mère ; et l'analogie du poulet, dont la voix se fait entendre avant que d'éclore , analogie de laquelle *Needham* s'étaye, peut - elle être ici de quelque poids ? La coque , éminemment poreuse , ne s'oppose point à une introduction facile de l'air extérieur ; le poulet, d'ailleurs , que l'on doit regarder comme un être isolé, n'ayant aucune communication avec la mère , peut avoir un besoin réel de respirer dans les instans qui précèdent sa sortie de la coque ; en un mot, nulle raison rend, dans ce cas, un commencement de respiration impossible : chez l'enfant , au contraire , enveloppé de membranes d'un tissu plus ou moins épais, mais toujours serré , entouré, au surplus, d'un liquide, la respiration devient non-seulement une fonction inutile et contraire aux vues de la nature , mais elle est même un contre-sens physique qu'il est bon de vouer à l'oubli.

Entend - on par la respiration qui aura

précédé la naissance , le cas où , après la
rupture des membranes , la tête poussée par
les douleurs plus ou moins vers l'ouverture
extérieure des parties sexuelles , reste assez
long-temps dans cette position pour que la
bouche et les narines se trouvant frappées
par le contact immédiat de l'air, la respiration se détermine ? Ce fait, s'il étoit fondé, et si l'enfant venoit à périr avant l'expulsion entière , rendroit, sans contredit,
l'épreuve pulmonaire trompeuse. Le célèbre
Hunter suppose que l'enfant respire du moment où sa bouche éprouve le contact de
l'air extérieur , et conclut de là , que sa mort
peut fort bien précéder sa naissance, lorsque la tête étant sortie , le reste du corps
continue encore à rester renfermé, pendant
un certain espace de temps , dans les parties
sexuelles de la mère. Je ne vois pas trop
quelle peut être la raison physiologique qui,
ici , détermineroit l'enfant à exercer une fonction prématurée , et que l'on doit regarder
comme inutile , autant qu'il est encore en communication avec la mère : mais je veux aller
plus loin ; je veux, pour le moment, admettre cette nécessité , je veux la supposer
réelle : comment fera l'enfant pour vaincre

la résistance que les voies sexuelles de la mère opposeront au thorax et aux muscles respiratoires enchâssés ? Ou un enchâssement aussi excessif existe, ou il n'existe pas : dans la première supposition, l'obstacle à la respiration est insurmontable ; et en admettant même que l'enfant tentât quelques essais, ils seront trop foibles et impuissans pour faire naître les phénomènes organiques qui dépendent d'une respiration parfaite (1); dans

(1) Les recherches intéressantes de MM. Portal et Metzger, et dont nous aurons occasion de parler encore ailleurs , ont mis hors de doute que le poumon droit se dilate par l'inspiration avant le poumon gauche· On peut conclure de ce fait, que les premiers essais respiratoires ne s'exécutent point sans des difficultés qui se proportionnent au degré de force individuelle : en effet, lorsqu'on examine, avec grande attention, ce qui a lieu chez l'enfant à l'instant même de sa sortie du sein maternel, et dans le moment où ses organes respiratoires se disposent à entrer en fonction, on aperçoit que l'inspiration et l'expiration sont courtes, graduées en augmentant, et en quelque sorte convulsives ; enfin, que ce n'est point tout à coup, mais peu à peu que le thorax se dilate au point convenable, et que les premiers cris de l'enfant semblent signaler : comment, encore une fois, concilier la liberté du jeu des organes qu'exigent ces efforts, avec l'emboîtement de l'enfant ?

la seconde supposition, dans celle où cet enchâssement n'existeroit pas, la poitrine, le tronc, et les autres parties du corps, suivront la sortie de la tête avant que l'enfant puisse périr (1).

---

(1) J'ai rapporté ce paragraphe tel que je l'avois consigné il y a quelques mois; depuis, j'ai eu connoissance d'une observation faite par M. *Siebold*, à Wirzbourg, et publiée par lui dans sa Lucine (Journal sur l'art des accouchemens, dont il est le rédacteur). Il y s'agit d'un enfant qu'on entendit crier, la tête étant seule sortie. Ce cas, excessivement rare, et dont j'ai, comme on a vu, supposé la possibilité, ne contredit pas mon sentiment; car la sortie de la tête et l'expulsion totale de l'enfant ne furent en tout que l'affaire de deux minutes : encore cette observation ne fait-elle aucune mention de l'époque précise à laquelle on entendit crier l'enfant. Il est vraisemblable qu'elle ne précéda que de quelques instans la naissance complète, et ne prouve point qu'un enfant qui a crié dès la sortie de la tête, et dont les cris prématurés dénotent toujours une grande énergie vitale, puisse périr par un obstacle survenu à son expulsion ultérieure; d'autant moins que cet obstacle ne peut se supposer dans le cas dont il s'agit, et où l'enchâssement du thorax doit nécessairement être assez peu considérable pour ne pas gêner le jeu des muscles respiratoires. Au surplus je crois, avec plusieurs médecins-légistes, que ces prétendus cris ne sont dus qu'à l'échappement

Il résulte de ce qui vient d'être dit, que ne pouvant admettre la première objection dans aucun de ces points, elle doit être regardée comme nulle.

§ IX.

Deuxième objection. Les poumons peuvent surnager sans que pour cela l'enfant ait respiré. Les causes de ce phénomène sont, ou *la putréfaction*, ou *une insufflation artificielle.*

Voyons s'il existe des moyens de constater l'action de ces causes, et d'en distinguer les effets de ceux produits par cette expansion, qui est réellement la suite du procès respiratoire. Si nous réussissons dans notre entreprise,

------

d'une portion d'air contenu dans le larynx et la trachée, et non dans les cellules pulmonaires. Dans tous les cas possibles, je le répète, la respiration avant l'expulsion complète, ne peut être que très-imparfaite, et n'entraîner qu'une expansion tellement partielle des poumons, que si la mort de l'enfant venoit à avoir lieu avant sa sortie entière, il deviendroit impossible de se tromper sur les signes qui annonceroient une respiration assez incomplète pour pouvoir être regardée comme non avenue.

l'objection

l'objection dont il s'agit ne détruira en rien la validité de l'épreuve pulmonaire.

§ X.

La putréfaction : peut-elle, par le développement de substances gazeuses qu'elle décide, augmenter la légèreté spécifique des poumons, au point de déterminer leur supernatation ? Cette question a été révoquée en doute par plusieurs observateurs. *Fabricius* et *Eschenbach* prétendent que lorsqu'on place dans l'eau les poumons d'un enfant ou d'un animal mort-né, qu'ils coulent, comme de raison, à fond, mais que si on continue à les y laisser jusqu'à ce qu'ils se putréfient, qu'ils ne tarderont pas à s'élever au-dessus de la surface du liquide. *Hebenstreit* s'est élevé contre l'exactitude de cette observation, parce que, dit-il, on a eu tort de soumettre les poumons à cette expérience hydrostatique dans la même eau où ils s'étoient corrompus ; et si on eut renouvelé le liquide, on se seroit nécessairement aperçu de la submersion de l'organe. Suivant les expériences de *Mayer*, les poumons putréfiés s'élevèrent, à la vérité, sur l'eau ; mais ils coulèrent, par la suite, à fond, et ne purent surnager de nouveau. M. *Pyl* assure avoir répété ces essais, et n'avoir jamais réussi à faire surnager des poumons qu'il avoit fait putréfier. Mais si, dans la règle, les poumons putréfiés, comme l'avoit déjà remarqué *Morgagni*, ne surnagent que rarement, les expériences que je viens de citer peuvent-elles prouver qu'ils ne surnagent jamais, et les conditions sous lesquelles on expose à la putréfaction des poumons isolés du corps auquel ils avoient appartenu, sont-elles les mêmes que celles qui concourent à la corruption de cet organe encore renfermé dans le thorax ? J'ai peine à le croire ; et le seul contact de l'air extérieur, lorsqu'on sollicita la putréfaction pulmonaire, aura pu donner lieu à des modifications qui ne se rencontrent point toujours dans les cas soumis aux médecins-légistes. En effet, on ne manque point de rapports médico-judiciaires, où les poumons n'ont dû leur supernatation qu'à l'état de putréfaction ; et tout nouvellement encore, M. R. G. H. Frank, à Posen (si je ne me trompe, un des fils de l'illustre Pierre Frank), vient d'écarter, par une observation concluante, toute espèce de doute à cet égard.

S'il est donc reconnu que la putréfaction

péut, par fois, déterminer la supernatation des poumons d'enfans qui n'ont point vécu, quels peuvent être alors les moyens d'éviter les fausses inductions qu'un pareil phénomène pourroit entraîner?

Je remarquerai, avant tout, que la putréfaction générale doit être parvenue à un très-haut degré pour atteindre les poumons qui, de tous les viscères, semblent y résister le plus long-temps : ce fait a été confirmé par les observateurs les plus dignes de foi. « Afin de constater, dit *Camper*, à quel point la putréfaction peut faire des progrès dans un enfant, sans que ses poumons surnagent, j'ai tenté diverses expériences à Amsterdam, et j'ai reconnu que chez ceux qui étoient morts avant la naissance, la tête pouvoit être consommée par la décomposition putride, au point que le moindre contact devenoit suffisant pour en détacher les os, ainsi que ceux des bras et des jambes, sans que pour cela les poumons, qui déjà *commençoient* à participer de la putréfaction, ne surnageassent. » Cet observateur a remarqué le même fait sur des cadavres d'enfans qu'il avoit fait macérer pendant des trois et quatre mois consécutifs. Si, dans la règle, la mé-

decine légale ne peut et ne doit prétendre
éclairer des cas, où la désorganisation animale
est parvenue à son comble, l'épreuve hydrostatique encourra ici le reproche qui frappe
généralement les bornes des connoissances
humaines, et il ne restera plus aux tribunaux que la ressource des preuves morales,
sur la validité desquelles il ne m'appartient
pas de décider : cependant, on pourra juger,
par ce qui vient d'être dit, quels doivent être
les ravages de la putréfaction pour exclure
totalement les recherches pulmonaires. Dans
le fait, ce sont moins les progrès de la décomposition générale que de celle pulmonaire
qui devront déterminer le médecin-légiste,
et rien ne l'empêchera de procéder à l'é-
preuve, lorsque la décomposition animale
n'aura encore atteint que la surface des poumons. C'est alors qu'on aperçoit de petites
bulles d'air qui s'en dégagent à la suite les
unes des autres, et forment ainsi des stries
le long des incisions que l'on pratique dans
la substance pulmonaire, et même le long
des fragmens qu'on en détache par l'instrument tranchant : voici donc déjà des caractères propres à la putréfaction, et qu'il n'est
pas difficile de saisir ; mais ce ne sont pas

les seuls qui devront occuper l'attention du médecin-légiste. Il est des viscères et des parties dont la putréfaction augmente la légèreté spécifique, à peu près dans la même raison que celle des poumons : ces viscères sont, selon *Wrisberg*, la glande thymus, les intestins, la vessie urinaire, la verge, en un mot, ceux dont la lâcheté du tissu cellulaire se rapproche le plus de celle de l'organe pulmonaire ; or, comme toutes ces parties, et d'autres encore, sont susceptibles de surnager par l'effet de la putréfaction, il ne s'agira plus que de les soumettre également à l'expérience hydrostatique, pour inférer de la parité entre leur manière de se comporter dans l'eau et celle des poumons, si la supernatation de ceux-ci est due, ou non, à la putréfaction. La comparaison des poumons avec le foie méritera surtout un égard particulier, parce que la putréfaction de ce viscère, précédant dans tous les cas celle pulmonaire, l'induction qu'on en tirera n'en sera que d'autant plus certaine.

Il est enfin deux autres moyens qui, joints aux précédens, pourront conduire à la vérité.

Le premier, mais auquel il est quelque-

fois facile de se tromper, est ce frémisse-
ment, ce son particulier qui se produit sous
le scalpel au moment où il incise des poumons qui ont respiré, et qui tient à l'habitude
emphysématique de l'organe : la putréfaction n'empêche point ce son de se produire,
et il manque absolument dans les poumons
d'un enfant mort-né, quand même elle les
feroit flotter.

Le second moyen, beaucoup plus certain,
et plus facile à saisir, consiste dans la possibilité
d'exprimer entre les doigts les substances déve-
loppées par la putréfaction. Les segmens pulmonaires auxquels on applique ce procédé, et qui
jusque-là avoient surnagé, couleront à fond
s'ils provenoient d'un enfant mort-né, tandis
que dans le cas contraire, ils ne cesseront
de surnager. Il est à remarquer que les
autres viscères que la putréfaction aura fait
flotter, couleront toujours à fond après avoir
été exprimés, et qu'en conséquence il ne
faudra jamais négliger de leur faire subir cette
épreuve, afin de rendre celle pulmonaire
plus concluante.

§ XI.

L'insufflation artificielle constitue, sans

contredit, l'obstacle le plus grave contre la validité de l'épreuve pulmonaire. Quel est l'homme sensible que la seule idée d'exposer l'innocence à l'infamie et au supplice ne feroit point frémir ; comment le médecin-légiste ne trembleroit-il pas, lorsque croyant reconnoître, au premier coup d'œil, des traces de vitalité après la naissance, une prévenue d'infanticide lui reprocheroit de confondre les effets de la tendresse maternelle avec le crime ! *Mes efforts*, pourroit-elle lui dire, *de rappeler mon enfant à l'existence deviennent aujourd'hui mes accusateurs, c'est à eux que vous devez attribuer les phénomènes qui vous frappent.* Quelle situation terrible pour une mère, si elle est innocente; quelles conséquences sinistres pour l'ordre social, si ces excuses n'étoient dictées que par une ruse criminelle !....

Quelques médecins ont cru qu'on ne pouvoit étendre les poumons par l'insufflation au point de les faire flotter ; mais les expériences et les observations de *Bohn*, et encore plus celles de *Camper*, ne laissent aucun doute sur la possibilité de ce fait. *Buttner* a le premier indiqué un moyen certain de distinguer les effets de l'insufflation, de ceux

de l'inspiration. Cet infatigable médecin-légiste reconnut, par ses recherches, que l'insufflation rendoit, à la vérité, les poumons
d'enfans ou d'animaux qui n'ont point vécu, ·
d'un rouge beaucoup plus clair, qu'elle les dila-
toit, et enfin, qu'elle leur communiquoit une
légèreté spécifique plus grande que celle de
l'eau ; cependant, que chez un enfant qui
n'a point respiré et dont on a gonflé les poumons, les artères et les veines pulmonaires
restoient vides et dans un état de colapsus,
tandis que la respiration une fois effectuée,
ces mêmes vaisseaux se trouvoient plus ou
moins remplis de sang. Pour sentir toute
l'importance de ce caractère, on n'a qu'à se
rappeler la source d'où il dérive. Avant la
naissance, le sang n'a point d'accès dans les
vaisseaux pulmonaires ; une portion de ce liquide est rapportée directement de l'oreillette
antérieure à celle postérieure par le trou
oval, tandis qu'une autre portion passe immédiatement de l'artère pulmonaire à l'aorte
par le canal artériel. La respiration aura donc
la dilatation et la plénitude des vaisseaux
pulmonaires pour suite, circonstance qu'il
est impossible d'amener par l'insufflation. Il
est néanmoins une cause qui pourroit com-

pliquer

pliquer ce diagnostic, mais qui ne lui ôtera rien de sa sûreté, pourvu que l'on saisisse convenablement l'ensemble des indices. Je vais parler du cas où une hémorragie mortelle auroit vidé les vaisseaux pulmonaires; mais alors le dénûment des vaisseaux ne se bornera pas uniquement à ceux pulmonaires, il s'étendra sur le système vasculaire entier : en général, on reconnoîtra la perte de sang aux signes qui lui sont propres, et plus facilement encore, s'il existe une lésion susceptible de l'avoir produite. L'hémorragie ne peut donc que restreindre tout au plus le précepte que nous venons d'exposer, mais elle ne peut le détruire.

Je terminerai ce sujet par une remarque : malgré qu'une insufflation artificielle puisse faire flotter les poumons, je crois qu'il doit être en général très-difficile, pour ne pas dire impossible, de gonfler, par ce moyen, le poumon gauche au point d'en faire nager, sans exception, tous les fragmens qu'on pourroit en détacher par le scalpel. Pour peu qu'on réfléchisse sur la structure des bronches, on sera frappé des difficultés que doit vaincre l'air en entrant dans le poumon gauche, non-seulement parce que la branche trachéale de

18

ce côté y est beaucoup plus étroite, mais encore, parce que le trajet qu'elle parcourt dans cette partie du viscère est beaucoup plus considérable que du côté opposé. Je suis donc fondé à croire, que dans le cas d'une insufflation artificielle, l'extrémité inférieure du poumon gauche ne surnagera qu'imparfaitement ou pas du tout. Si ce fait, qui paroît avoir été négligé jusqu'à présent dans cette circonstance, se confirmoit par les expériences et observations à faire, il en découleroit un nouveau moyen de constater l'insufflation ; je conviens cependant qu'il sera incertain toutes les fois qu'on voudra l'isoler du précédent, ou que la dilatation partielle des poumons pourra également dépendre d'une des causes dont je vais parler à l'instant (1).

§ XII.

Troisième Objection. L'épreuve pulmonaire peut, à la vérité, démontrer qu'un enfant

---

(1) Il convient encore, dans le cas décrit dans ce paragraphe, de recourir à l'épreuve de M. *Plouquet;* j'en parlerai en un autre endroit, il me suffit, pour le moment, d'avoir indiqué ce moyen.

n'a point respiré ; mais elle ne peut prouver qu'il n'a point vécu. Cette objection, considérée dans un certain sens, est réelle. Un grand nombre des fonctions qui se lient à la vie organique, peuvent quelquefois se prolonger pendant un certain espace de temps chez le nouveau-né où l'acte respiratoire n'a pu s'effectuer, soit par une débilité générale et excessive, une oblitération des conduits respiratoires, des vices de conformation du thorax ou de l'abdomen, une expulsion subite suivie immédiatement de la chute de l'enfant dans un liquide, soit enfin, que la sortie des membranes intactes enveloppant l'enfant se soient opposées à l'accès de l'atmosphère (1).

On voit que la plupart de ces obstacles à la respiration sont de nature à pouvoir être constatés par une inspection cadavérique exacte. Il sera du devoir du médecin-légiste,

---

(1) Les causes qui, chez les mammifères qui ont déjà respiré quelque temps, produisent la mort par suffocation, ont généralement besoin d'une action beaucoup plus soutenue pour entraîner le même effet chez les nouveau-nés. Cette vérité, fondée sur des raisons physiologiques connues, confirmée d'ailleurs par les

dans les cas d'infanticide, de les faire tourner à l'avantage de l'individu prévenu ; mais lorsqu'elles seront de nature à se soustraire aux recherches anatomiques, la docimasie pulmonaire du moins ne risquera pas de compromettre l'innocence, elle appartiendra à la partie la plus bienfaisante de la médecine légale, à celle excusante. Qu'une main homicide attente à la vie la mieux développée, ou qu'elle efface les foibles et uniques traces d'un état intermédiaire entre la vie et la mort, l'irritabilité et la caloricité, sans doute le délit n'en sera pas moins grand et n'en méritera pas moins toute la vindicte des lois ; mais pour le punir, il faut le constater ; et lorsque les limites de l'art nous refusent ce degré de certitude que nous ambitionnons, la clémence, que dis-je, la crainte d'immoler l'innocence devra l'emporter sur toute autre

---

expériences d'un *Harvey*, *Schurig*, *Buffon* et autres, ne devra point être négligée par le médecin-légiste, qui, en matière criminelle principalement, devra en induire que les causes qui sont susceptibles de produire une asphyxie prompte chez les adultes, ne sont pas toujours suffisantes pour la décider avec la même violence chez les nouveau-nés.

considération : il suffira alors de ne s'attacher qu'à la seule submersion des poumons ; elle n'indiquera pas, il est vrai, s'il y avoit vie imparfaite de l'enfant, si cette vie imparfaite auroit pu se développer par les secours convenables ; mais elle prouvera toujours que l'enfant n'ayant point respiré, ne peut être considéré comme ayant vécu.

§ XIII.

Quatrième Objection. Un nouveau-né peut avoir respiré et ses poumons ne pas flotter. Les causes de ce phénomène qui, au premier abord, sembleroient devoir exclure de la médecine légale l'expérience hydrostatique, sont assez saillantes pour qu'un observateur attentif ne puisse aisément reconnoître leur présence. La respiration ne déterminera point la supernatation des poumons, lorsqu'une débilité très-prononcée de l'enfant, une oblitération d'une des bronches se seront opposées à l'introduction complète de l'air dans les cellules pulmonaires, ou bien, qu'une purulence ou un engorgement sanguin excessif auront augmenté la pesanteur spécifique de l'organe au point de le faire couler.

La première supposition ne milite contre l'expérience pulmonaire, qu'autant qu'on apportera une extrême négligence dans la manière d'y procéder. Si c'est par suite de la débilité de l'enfant que l'air extérieur aura été inspiré imparfaitement, non-seulement cette débilité se décelera sur toute l'habitude du cadavre, mais il suffira encore d'examiner les poumons sur tous leurs points, de soumettre chaque poumon séparé à l'expérience hydrostatique, et de répéter celle-ci sur les fragmens pulmonaires (*voyez pag.* 113 *du Manuel*), pour s'apercevoir que malgré que ces poumons entiers n'aient point flotté, il est néanmoins quelques-unes de leurs parties que la colonne d'eau supporte. Ce qui vient d'être dit peut également s'appliquer aux cas d'une oblitération d'une des bronches, à ceux d'une constitution squirreuse, tuberculeuse, purulente des poumons, et enfin, à l'engorgement excessif de leurs vaisseaux sanguins (1) ; circonstances qui, d'ailleurs, sont

---

(1) Non-seulement il n'est pas prouvé, mais il est même contraire à l'expérience, que les poumons d'un enfant qui auroit été suffoqué après avoir respiré, puissent acquérir par la stase sanguine un accroisse-

trop matérielles pour ne point être saisies au premier abord. Quelque prononcés que puissent être ces divers états, il n'est pas à supposer que dans le cas d'un commencement de respiration, il n'y ait eu une distension partielle des cellules pulmonaires, qu'on reconnoîtra ainsi que je viens de le dire, non-seulement à la supernatation de quelques fragmens pulmonaires, mais surtout, et d'après les belles expériences de M. Portal, à la distension plus complète du poumon droit, à moins cependant que quelque obstacle n'obstrue la bronche trachéale qui correspond à ce côté du poumon.

Supposons, enfin, que sans aucune condition morbide manifeste, les poumons entiers

---

ment de poids assez marqué pour les empêcher de surnager ; cependant, j'ai cru devoir mentionner ici cette circonstance, parce qu'elle a servi d'arme hypothétique aux adversaires de l'épreuve hydrostatique : au reste, en supposant même le fait possible, il ne seroit pas difficile de rendre à des poumons qui auroient respiré la légèreté qu'exige la supernatation, en les divisant en plusieurs morceaux que l'on exprimeroit dans l'eau par des compressions réitérées, et auxquels on feroit dégorger ainsi cette quantité de sang, dont le poids auroit entraîné leur submersion.

n'ayant pu surnager quelques-unes de leurs parties, aient néanmoins flotté ; cette circonstance devra-t-elle proscrire l'épreuve dont il est question ? Je ne le crois pas ; celle-ci prouvera, au contraire, que des poumons parfaitement dilatés, et dont la supernatation coïncide en même temps avec les autres points nécessaires à saisir, témoignent pour la vitalité parfaite de l'enfant, tandis que la supernatation partielle ne permet de conclure qu'à une respiration et en conséquence à une vitalité imparfaites suivies de la mort, avant que l'acte respiratoire ait pu convenablement s'établir.

Je ne saurois terminer ces considérations sans mentionner une observation faite en 1780, par M. Loder, à Jéna. Cet anatomiste rapporte qu'un fœtus de sept mois vécut treize heures après sa naissance, qu'il produisit à plusieurs reprises des sons, et que néanmoins ses poumons se comportèrent comme ceux d'un enfant qui n'a point respiré. Ce fait extraordinaire, le seul et unique dans son genre, et que M. Loder avoue lui-même ne savoir s'expliquer, ne peut, selon M. Metzger, servir à proscrire l'expérience hydrostatique ; car en le supposant fondé dans tous ses détails, il

n'en

n'en résulteroit tout au plus, selon cet auteur, que dans un cas aussi rare : le pire qui puisse arriver au médecin-légiste , seroit de déclarer l'enfant mort-né , ce qui ne compromettroit en rien l'honneur et l'existence d'un accusé, et pourroit, tout au plus, sauver un coupable ; erreur qu'il regarde comme excusable et peu dangereuse. Mais sans tirer précisément les mêmes conséquences de cet incident bizarre, ne doit-on pas, en général, se rappeler que l'épreuve pulmonaire ne peut être regardée comme valable, qu'autant que l'enfant sur lequel on expérimente a atteint ce degré de maturité parfaite, où la foiblesse de l'âge ne peut devenir un obstacle à la respiration ; en un mot, cette observation me paroît appartenir entièrement aux cas déjà rapportés dans ce paragraphe. Pour ce qui concerne l'émission de certains sons de la part de l'enfant, ce phénomène, s'il est réel, ne peut s'expliquer que par l'introduction dans le larynx et la trachée, et non dans les poumons, d'une petite portion d'air qui, en sortant par la glotte, aura déterminé ce bruit, que des observateurs extasiés auront pu prendre pour de véritables cris ; car il est tout aussi impossible qu'un enfant puisse crier sans respirer, qu'il l'est qu'il puisse respirer sans qu'il ne reste de l'air dans les poumons.

§ XIV.

J'arrive aux épreuves proposées par messieurs *Plouquet* et *Daniel*, et à l'application qu'il convient de faire de ces procédés.

Voici sur quel raisonnement M. Plouquet fonde le sien. La respiration a pour suite l'accès complet du sang dans les vaisseaux pulmonaires : il s'ensuit que chez l'enfant qui a respiré la présence de ce liquide dans les poumons, doit changer les rapports de pesanteur entre cet organe et le corps entier. M. Plouquet reconnut sur un enfant de sexe mâle mort en naissant, et sans avoir respiré, que le poids total du corps, y compris les poumons, étoit de 53040 grains, celui des poumons de 792 grains ; le poids total du corps étoit donc à celui des poumons, presque comme 67 : 1. Chez un autre enfant mort-né, ce rapport s'est trouvé être comme 70 : 1 ; enfin, chez un troisième qui n'étoit point venu tout-à-fait à terme, mais qui avoit respiré, comme 70 : 2 : en conséquence, il résulteroit de là, que la stase sanguine, suite de la respiration, doubleroit le poids des poumons, et que ceux qui n'ont point respiré, sont au poids total du corps, comme 1 : 70 ; ceux, au contraire, qui ont respiré, comme 2 : 70 ou 1 : 35. Pour rendre cette épreuve encore plus certaine, M. Plouquet veut que l'on apprécie quel peut être le degré de refoulement dans le thorax qu'éprouve le diaphragme par la respiration (*voy. Man.*, p. 106), et que pour le déterminer, on applique sur le sternum un perpendicule, lequel indiquera la ligne ou la côte parallèle avec le centre tendineux de ce muscle.

Quant à M. Daniel, il fonde une partie de sa méthode sur le même principe que M. Plouquet : il veut que l'on juge de la réalité de la respiration par l'accroissement de poids qu'acquiert une quantité donnée d'eau dans laquelle on aura exprimé les poumons, accroissement qui a lieu aux dépens du poids des poumons exprimés ; de sorte que ceux-ci perdront en pesanteur ce que l'eau aura gagné. Ce médecin croit, en outre, qu'il est possible de constater si la respiration s'est effectuée après la naissance, en mesurant la périphérie des poumons et du thorax, et en en comparant les dimensions avec celles d'enfans qui ont et qui n'ont pas respiré.

§ XV.

Quelqu'ingénieux que puissent être ces moyens considérés en eux-mêmes, ils ne sont point exempts de plusieurs reproches. L'épreuve de M. Plouquet repose, à la vérité, sur un principe physiologique des plus évidens, et conduiroit indubitablement au but désiré, si les rapports stéréométriques entre les diverses parties du corps étoient constamment les mêmes ; mais il n'en est pas ainsi : M. *Jaeger*, un des partisans de la méthode de Plouquet, a prouvé, par l'inconstance des rapports de pesanteur entre les poumons et le corps entier, inconstance qui résulte des tables publiées par lui à ce sujet, combien la seule différence du sexe contribue à faire varier ces données ; de sorte qu'il seroit, avant tout, nécessaire de trouver le maximum et le minimum des rapports de pesanteur absolue et relative, non-seulement entre les poumons et le corps de l'enfant mâle, mais encore entre ceux-là et celui de l'enfant femelle : d'un autre côté, l'activité nutritive partielle des organes est trop irrégulière pour ne pas entraîner pareillement une foule d'anomalies dans ces mêmes rap-

ports, et les degrés si variés d'obésité suf-
firoient seuls pour éloigner cette certitude,
qu'il est si essentiel d'acquérir : aussi est-ce
vraisemblablement à cette dernière cause
que l'on doit attribuer les différences notables
entre les résultats des recherches de M. Plouquet et celles d'un médecin Danois, M. Hart-
mann. Selon ce dernier, le rapport moyen
entre la pesanteur totale du corps d'un enfant qui a respiré, et celle de ses poumons,
est comme 48,971 : 1 ; et d'un enfant qui
n'a pas respiré, comme 59,839 : 1. Enfin,
il est facile d'entrevoir qu'une grande partie
des doutes élevés exclusivement contre l'é-
preuve hydrostatique, atteignent également
celle dont il vient d'être question ; doutes
sur lesquels je reviendrois, si je ne craignois
de me répéter (1).

―――――――

(1) Je crois devoir ajouter à ce paragraphe une
considération importante, et qui m'eût peut-être
échappée sans les objections judicieuses que me firent
les docteurs Roux et Gardien, lorsque je donnai lecture
de ce Mémoire à une séance de la Société médicale.
Quelque puissent être chez les divers individus les variations entre le poids total du corps et celui des poumons, il reste encore à constater si elles peuvent aller au

§ XVI.

L'épreuve de Daniel exige des instrumens tellement exacts, un coup d'œil tellement exercé, en un mot, des soins tellement minutieux dans la détermination des poids et dimensions, que, par cette seule raison, elle se trouve exposée à des erreurs trop faciles à commettre, et trop graves pour pouvoir être regardée comme praticable.

§ XVII.

Un médecin - légiste exact et rigoureux ne devra cependant *jamais* négliger de joindre

---

point de donner la proportion de 1 : 70 chez un enfant qui auroit respiré : dans ce cas, l'épreuve de M. Plouquet deviendroit extrèmement trompeuse; mais dans le cas contraire, c'est-à-dire, dans celui où chez des enfans qui auroient respiré, ces variations, toutes sensibles qu'elles seroient, ne donneroient toujours qu'une proportion au dessus de 1 : 70 : l'épreuve de M. Plouquet mériteroit, à certains égards, la préférence sur celle hydrostatique. M. le docteur Gilbert, chirurgien en chef adjoint de l'hospice des vénériens, et moi, nous nous occupons, depuis quelque temps, d'observations et de recherches relatives à ce fait : nous comptons en communiquer les résultats au public, dès qu'ils mériteront de fixer son attention.

l'épreuve de M. Plouquet à celle hydrostatique ; car lorsque les résultats de l'une
coïncideront avec ceux de l'autre, il en naîtra
un surcroît de preuves qu'on ne sauroit trop
rechercher dans les cas où du jugement
du médecin - légiste dépend le sort d'un
de ses concitoyens. Il est surtout une circonstance où l'épreuve de Plouquet peut
conduire à de grands éclaircissemens ; c'est
celle où il s'agiroit d'une insufflation artificielle qui, à la vérité, peut augmenter le
volume, mais jamais la pesanteur absolue
des poumons.

§ XVIII.

De ce qui vient d'être dit jusqu'à présent
résulte : 1°. que l'épreuve respiratoire repose
principalement sur l'expérience hydrostatique,
jointe à celle de M. Plouquet ; 2°. que les
données obtenues de ces deux moyens convenablement exécutés, doivent encore être
considérés, dans tous leurs rapports, avec
les circonstances internes et externes susceptibles d'influer sur elles ; 3°. que l'épreuve
respiratoire ne peut surtout conduire à des
abstractions certaines, qu'autant que l'enfant

sera parvenu à son degré de maturité parfaite, que nulle condition morbide, susceptible d'influer sur son énergie vitale, ne se
présentera chez lui, et que la putréfaction
n'aura pas atteint un degré trop élevé.

Ces conditions sont de rigueur, et sans
elles l'épreuve respiratoire ne fournira que
des vraisemblances dont le médecin-légiste
ne devra tirer parti qu'avec une extrême
réserve, singulièrement lorsqu'elles le condui-
ront à conclure pour la vitalité après la naissance.

FIN DE LA DOCIMASIE.

Des

Des moyens de constater la mort par submersion.

§ PREMIER.

Quels sont les moyens de constater la mort des noyés, et de la distinguer de celle qui aura pu précéder la submersion d'un cadavre ? Telle est la question dont nous allons nous occuper. Les occasions trop fréquentes, où il importe de la résoudre, les difficultés que présente sa solution, lui assignent un premier rang parmi les sujets dignes de fixer l'attention du médecin-légiste.

§ II.

Comme on ne peut juger la mort par submersion que sur les effets qu'elle produit, nous allons, avant tout, remonter à sa cause prochaine, et tâcher, autant que possible, de la déterminer : cette recherche une fois faite, il nous deviendra plus facile d'attacher aux signes cadavériques le degré de confiance qu'ils méritent.

20

§ III.

On regardoit autrefois l'entrée de l'eau dans l'appareil respiratoire et dans l'estomac, comme la principale cause de la mort des noyés : cette opinion, après avoir prévalu exclusivement, fut combattue au commencement du dernier siècle par *Becker*, médecin Allemand : son sentiment s'étaye de deux autopsies cadavériques, et d'expériences faites sur plusieurs animaux. *Littre*, *Senac* et *Petit* se rangèrent du parti de *Becker* ; mais vers le milieu du même siècle, des physiologistes non moins recommandables, tels que *Champeaux*, *Courcelles*, *Faissole*, *Louis*, *Pouteau*, *Haller*, *Haen*, *Ludwig*, *Rœderer* et autres, se prononcèrent en faveur de l'idée ancienne.

§ IV.

Ce choc d'opinions d'observateurs aussi exacts, dénote déjà à lui seul une inconstance des phénomènes cadavériques chez les noyés, et en conséquence, soit une différence des causes qui, chez eux, décident la mort, soit une action variable d'une même cause chez les divers individus.

§ V.

Les partisans de l'avis ancien (§ III) regardent comme cause de la mort par submersion, et par cela même comme une preuve
de la réalité de leur sentiment, l'écume
aqueuse et plus ou moins sanguinolente
que, selon eux, on découvre constamment
dans les poumons des submergés. En effet,
les expériences de *Pouteau*, de *Faissole* et
autres, semblent confirmer qu'un animal submergé vivant, perd l'existence au moment
de l'inspiration : il se roidit d'abord contre
la nécessité de respirer en retenant son ha-
leine ; mais le besoin impérieux de débarrasser les poumons de l'air vicié et dilaté se
faisant bientôt sentir, l'animal est contraint
d'expirer par secousses, dont la dernière et
la plus vive est suivie d'une inspiration proportionnée ; c'est alors que l'eau s'introduit
dans la trachée-artère, se mêle à l'air que
les poumons contiennent, et forment avec lui
une sorte d'écume ; c'est aussi dans ce moment que l'animal cesse d'exister.

§ VI.

Mais cette écume aqueuse, a-t-on objecté, est-elle réellement une suite du procès qui vient d'être décrit, et ne peut-on pas l'attribuer aussi-bien aux lois de la gravité, qui forceroient le liquide de s'insinuer dans l'appareil respiratoire, après que l'animal auroit déjà cessé d'exister ? Les expériences des savans que nous avons cités, celles de *Louis* et de *Goodwin* surtout, prouvent évidemment le contraire : ils noyèrent des chiens dans des liquides colorés, et trouvèrent chaque fois dans les poumons une écume, dont la couleur répondoit à celle du liquide employé. Ce phénomène cessa de se produire chez les animaux qui avoient été étranglés avant la submersion ; enfin, jusqu'à la forme du liquide contenu dans l'organe pulmonaire, achève de convaincre que la vie est une condition nécessaire à l'introduction de l'eau dans les poumons : l'écume peut-elle, en effet, être due à autre chose qu'à l'expansion et à la contraction des poumons ; mouvemens qu'on ne peut supposer dans un corps exempt de vitalité ?

§ VII.

Il est donc certain *qu'il est des circons-*
tances où , dans la submersion , et du vivant
de l'individu submergé , l'eau pénètre dans
l'appareil respiratoire. Examinons mainte-
nant si cette circonstance peut être considérée comme la cause prochaine de la mort
des noyés.

Tout nous porte à résoudre cette question négativement : le volume du liquide inspiré et avalé est, dans le fait , trop peu considérable pour lui attribuer une action aussi
énergique, d'autant moins, que la petite quantité d'écume aqueuse qu'on découvre dans les
poumons ne se compose point seulement
de l'eau inspirée , mais qu'elle provient encore
d'autres liquides fournis par les premiers ;
liquides qui, dans d'autres genres de mort,
comme, par exemple , la suspension , forment
une écume semblable. *Goodwin* noya plusieurs
chats dans du vif argent , et reconnut que
la quantité d'écume aqueuse, dans les poumons, surpassoit celle du métal qui y avoit
pénétré , et dont le poids ne se montoit,
dans la règle, que de six gros à une once.
Deux onces d'eau introduites dans les pou-

mons d'un chat, fixé de manière à se tenir droit sur les pattes de derrière pendant l'opération, ne produisirent qu'une légère dispnée. Enfin, de semblables expériences qu'entreprit *Gardanne* sur plusieurs chiens, prouvent que l'eau froide n'arrête ni ne suspend la respiration, qu'elle nuit peu dans les poumons, et qu'elle y est résorbée avec beaucoup de facilité (1).

---

(1) M. *Metzger*, malgré qu'il ne considère point la pénétration de l'eau dans les poumons comme la cause prochaine de la mort par submersion, refuse cependant de regarder ces expériences comme assez concluantes pour qu'on puisse s'étayer d'elles. « On n'a pas besoin, » dit ce médecin, que la mort vient de ravir aux sciences, « d'entreprendre des expériences pour prouver que l'eau qui pénètre dans les poumons n'est point la cause prochaine de la mort des noyés. Ce liquide n'agit chez eux que comme instrument de la mort, ou, pour parler plus intelligiblement, comme agiroit toute substance méphitique et susceptible de supprimer la respiration. Les essais qui ont été faits d'entonner des liquides dans les poumons d'animaux qu'on faisoit tenir debout, ne peuvent être concluans, parce qu'ils n'ont qu'un rapport éloigné avec ce qui arrive dans la submersion. Tout organe, quel qu'il puisse être, supporte beaucoup mieux les lésions dont l'action est graduée, que celles qui l'assaillent subitement et

§ VIII.

On trouve encore de l'eau dans l'estomac des noyés, mais jamais dans les intestins : on peut ici également affirmer que cette introduction s'opère avant la mort du noyé. *Schumm*, médecin de Strasbourg, a fait, à ce sujet, plusieurs expériences convaincantes ; et nou-

---

avec intensité. C'est ainsi que le cerveau, par exemple, peut supporter une pression assez considérable, pourvu qu'elle soit graduée, sans qu'il en résulte des symptômes alarmans ; au lieu qu'une pression moins forte, mais infligée tout à coup, apporte le plus imminent danger. C'est ainsi que, dans certaines espèces d'asthme, il s'accumule beaucoup plus de liquides dans les poumons que *Goodwin* n'en fit pénétrer dans ses expériences, sans que pour cela la vie du malade périclite. L'eau, au contraire, qui dans la submersion pénètre tout à coup dans les poumons, les irrite violemment, sans néanmoins pouvoir être regardée comme la cause prochaine de la mort ; mais bien comme la cause éloignée instrumentale. »

Il me semble cependant que plusieurs des expériences que M. *Metzger* improuve, ont été conduites de manière à porter sur les poumons une irritation soudaine et assez proportionnée à celle qui doit avoir lieu dans la submersion, pour qu'on puisse les regarder comme concluantes.

vellement encore, M. *Fine*, de Genève, n'a pu faire parvenir de l'eau dans l'estomac de cadavres, qu'en introduisant dans l'œsophage une sonde élastique. Il paroît que les parois de ce canal, lorsqu'il est dans son état d'inaction, sont adossées l'une contre l'autre.

§ I X.

L'eau, dans l'estomac des noyés, peut encore bien moins être considérée comme cause mortelle que celle dans les poumons. La cavité stomachique, exposée journellement au séjour de ce liquide, n'en reçoit aucune atteinte, et il ne pourroit y nuire tout au plus que par sa quantité excessive, laquelle n'existe point chez les noyés. Il est d'ailleurs un fait qui prouve à quel point un volume considérable d'eau peut distendre l'estomac, sans entraîner pour cela des suites mortelles : je veux parler de ce genre horrible de torture usité autrefois en France, et où l'on entonnoit au patient une quantité énorme du liquide en question.

§ X.

Il est donc démontré que l'on trouve de l'eau dans les poumons et dans l'estomac

des

des noyés, sans cependant qu'on puisse considérer, avec quelque vraisemblance, la présence de ce corps étranger comme la cause
prochaine de la mort : en conséquence, nous
devons recourir à une circonstance tout autre
que ce phénomène, et considérer *l'absence
d'un gaz respirable* comme le point que nous
cherchons. Cette absence, soit qu'elle prive
le sang *du stimulus* convenable, soit qu'elle
agisse par un excès *de stimulus* résultant
de l'air non renouvelé dans les poumons,
arrête inévitablement toutes les fonctions qui
appartiennent à la vie : l'eau, ou en général le liquide, n'est donc qu'un corps intermédiaire, qu'une cloison interposée entre
l'atmosphère respirable et les organes respiratoires qui abolit la communication entre
l'une et les autres. Ce mode d'explication
est non-seulement plus à la hauteur de notre
physiologie actuelle, et proportionne mieux
que tout autre l'énergie de l'effet à celui de
la cause, mais il s'étaye, en outre, d'un fait
qui, selon moi, relève sa vraisemblance. *La
liquidité du sang* chez les noyés et chez
les asphyxiés par des gaz délétères, fait
fortement soupçonner une analogie entre ces
divers genres de mort, ou, en d'autres mots,

l'interception du gaz respirable, occasionnée par le liquide interposé, produit ici le même effet que l'action immédiate sur les poumons d'une atmosphère dans laquelle le stimulus de l'oxygène manque entièrement, ou bien, dans laquelle ce principe élémentaire se trouve combiné d'une manière contraire aux conditions de la vie (1).

On peut appeler ce genre de mort des submergés : *Asphyxie de submersion avec matière, par suffocation, ou par engouement.*

---

(1) J'ai insisté, il y a déjà plusieurs années, sur la nécessité de cette distinction quant à l'action des gaz non respirables (dans un Traité sur les Poisons. On trouvera mon opinion citée *dans la doctrine simplifiée ou éclaircissement et conformation du nouveau système de médecine de Brown, avec des notes de J. Frank, traduction du docteur Bertin, T. I, p. 9.*), parce qu'il en est plusieurs dans la composition desquels l'oxygène joue le principal rôle, et qui, par cela même, semblent tuer par excès *de stimulus,* tandis que les autres deviennent mortels par défaut *de stimulus.* Or, comme les derniers degrés de l'hypersthénie, ou de la *surexcitation* et de l'asthénie se confondent dans leurs effets, on conçoit pourquoi *les stimulus* négatifs, tels que les gaz hydrogène, nitrogène, et ceux positifs et

§ XI.

Il est temps d'arriver à l'opinion de ceux qui n'ayant pas trouvé d'eau dans les poumons et l'estomac des noyés, ont, ou nié entièrement les faits qui viennent d'être rapportés, ou bien, ont admis, avec plus de raison, la possibilité d'une différence dans la mort des noyés. *Pouteau* et *Rœderer* prétendent que les submergés qu'on est parvenu à rappeler à la vie, n'ont point éprouvé cette agonie pénible que nous avons décrite, et qui précède *l'asphyxie de submersion par engouement*. Privés avant ou dans l'instant même de la submersion de l'usage de leurs sens, disent ces médecins, l'inspiration mortelle n'a point lieu chez eux. La frayeur à l'aspect du danger, une chute violente sur la tête, lorsque l'eau est peu profonde, ou que le submergé heurte contre quelque corps

---

en même temps excessifs, tels que les gaz acide carbonique, muriatique oxygéné, sont susceptibles de produire sur l'organisme des effets presque identiques : cette théorie laisse en même temps entrevoir pourquoi l'empoisonnement par l'opium a cela de commun avec ces asphyxies, de décider également la liquidité du sang.

solide, sont suffisans pour produire un état d'asphyxie, et surtout une constriction spasmodique des muscles laryngiens et pharyngiens, qui n'admet plus aucun effort d'inspirer, et empêche ainsi l'eau de s'introduire, soit dans les poumons, soit dans l'estomac,

§ XII.

Cette opinion, toute fondée qu'elle est, a besoin d'être mieux précisée. L'asphyxie de submersion *sans engouement*, dont il est question dans ce moment, peut être de deux espèces différentes : dans l'une, le genre nerveux semble être primitivement et essentiellement compromis ; elle suppose la préexistence de l'idée du danger, jointe à une prédisposition nerveuse ; elle se rencontre, par cette dernière raison, de préférence chez les personnes du sexe, singulièrement à l'époque critique, ou lorsqu'elles sont sujettes à des affections hystériques, et est favorisée par la température glaciale de l'eau : c'est une syncope qui précède immédiatement la submersion, ou qui survient à l'instant même où elle a lieu, et finit par devenir mortelle. *Plater* en rapporte un exemple mémorable observé sur une femme condamnée, pour crime d'infanticide, à être noyée (1). Cette malheureuse resta un quart d'heure sous l'eau, et reprit ses sens après en avoir été retirée. On apprit qu'au moment de la plonger, elle étoit tombée en foiblesse.

Cet effet de la submersion est donc absolument nerveux ; sous ce rapport, il exclut moins que toute autre asphyxie de submersion, le succès de secours promptement administrés : on peut l'appeler *asphyxie de submersion sans engouement*, nerveuse.

§ XIII.

La seconde espèce d'asphyxie de submersion sans engouement, consiste proprement en une congestion sanguine dans le cerveau, laquelle peut être décidée par diverses causes, tant externes qu'internes. On doit compter particulièrement parmi les premières, une température froide de l'eau, une chute vio-

______

(1) **La Caroline** décerne ce supplice contre les infanticides ; mais il n'est plus usité. On enfermoit la condamnée dans un sac avec un coq et un chat vivans, et par le moyen d'une corde on le descendoit au fond de l'eau.

lente sur la tête, l'eau étant peu profonde, ou lorsque la tête du submergé heurte contre quelque corps solide, des cravates, des cols trop serrés, etc. Aux secondes appartiennent ce qu'on appelle une constitution apoplectique, l'état d'ivresse, la plénitude de l'estomac, la colère : on peut nommer cette asphyxie, *asphyxie de submersion sans engouement par congestion cérébrale ;* elle est plus commune que la précédente, et admet moins qu'elle le retour à la vie.

§ XIV.

Les asphyxies diverses dont nous venons de rendre compte, outre qu'elles se présentent chacune séparément, peuvent encore se compliquer entre elles, et former *des asphyxies de submersion mixtes.* Ce sont donc ces diverses espèces qui expliqueront l'inconstance des phénomènes cadavériques chez les noyés, ainsi que la différence des opinions sur la cause réelle de leur mort.

§ XV.

Parmi les asphyxies de submersion simples, celle par engouement est, sans contredit, la plus commune, car :

1°. Selon les observations de *Haen* et de *Morgagni*, les vaisseaux cérébraux des noyés se trouvent toujours vides. Ce qu'il y a de certain, c'est qu'ils le sont très-souvent;

2°. *Collmann* intercepta la circulation dans divers animaux, en appliquant des ligatures aux principales veines du cou, sans que la mort s'ensuivît. Cette expérience, quoique faite sur des animaux, lesquels sont généralement moins enclins aux affections cérébrables que l'espèce humaine, a dû néanmoins produire chez eux un obstacle assez majeur au retour du sang de la tête, pour prouver que l'arrêt de la circulation pourroit bien ne pas entraîner constamment l'apoplexie : ainsi, dans la submersion, l'arrêt de la respiration, et par contre celui de la circulation, peuvent-ils être par fois exempts d'affection apoplectique ;

3°. L'inutilité presque constante de la saignée, et le succès des irritans chez les noyés, témoignent contre l'existence fréquente d'un engorgement cérébral sanguin (1);

---

(1) La Société d'encouragement de Hambourg, dans l'instruction relative aux moyens de secourir les noyés, qu'elle a publiée en 1793, et que l'on peut regarder

4°. Les paralysies, suites si ordinaires d'affections apoplectiques, sont extrêmement rares chez les noyés qu'on a eu le bonheur de rendre à l'existence (1).

§ XVI.

L'asphyxie de submersion par congestion cérébrale sanguine est, comme nous l'avons déjà dit, plus commune que celle nerveuse. Ce fait est prouvé, non-seulement par l'aspect extérieur des cadavres et par l'examen des parties internes, mais encore par le petit nombre d'asphyxiés par submersion que l'on parvient à rappeler à la vie.

§ XVII.

Chez la plupart des submergés, l'asphyxie de submersion avec engouement, et celle avec

comme un modèle en ce genre, compte la saignée parmi les moyens à peu près inutiles, pour ne pas dire suspects, et conseille de ne jamais l'entreprendre sur un noyé sans l'avis d'un médecin expérimenté.

(1) **On** peut consulter à ce sujet Pia, *des Succès de l'établissement que la ville de Paris a fait en faveur des personnes noyées*, vol. III, p. 118.

congestion

congestion cérébrale se compliquent ensemble. Dans cette complication, la suffocation et l'a- poplexie peuvent , selon l'état des circóns- tances internes et externes, devenir récipro- quement, ou cause essentielle, ou cause ag- gravante de la mort (1).

§ XVIII.

Cependant, les raisons suivantes nous por- tent à croire que , dans la grande majorité des cas, la suffocation a la part la plus di- recte à la mort.

1°. On a observé les mêmes circonstances indiquées au § XV, art. 3 et 4, sur beaucoup de noyés, dont l'état extérieur de la tête et du cou indiquoit évidemment la congestion cérébrale.

2°. On voit quelquefois dans le cerveau des engorgemens considérables, des tumeurs, des épanchemens de sang, ou un affaisse- ment de ce viscère, produits par la pression d'une partie déprimée des os du crâne, sans qu'il en résulte d'apoplexie.

____

(1) Mon sentiment diffère ici de celui de presque tous les auteurs; ils ne regardent la congestion céré- brale que comme cause aggravante.

22

§ XIX.

D'un autre côté néanmoins, on rencontre aussi des cadavres dont les poumons engoués dénotent, à la vérité, la suffocation, mais chez lesquels il existe en même temps un assemblage de traces d'apoplexie tellement prononcée, qu'on ne sauroit douter que celle-ci n'ait eu au moins une part égale à la mort du submergé : *Kite* et *Walther* en fournissent plusieurs exemples ; ils trouvèrent, chez divers noyés, tous les caractères organiques d'une extrême congestion cérébrale, tels que les vaisseaux et sinus cérébraux, le ventricule antérieur du cœur gorgés de sang, le ventricule aortique presque vide, la face bouffie, noire, les yeux injectés et saillans hors leurs orbites, etc. Enfin, comme l'apoplexie n'exclut point instantanément les mouvemens vitaux, la respiration stertoreuse, qui peut subsister plus ou moins de temps chez un apoplectique, et par conséquent chez un apoplectique par submersion, fait concevoir comment, en pareil cas, les poumons peuvent encore s'engouer, et la suffocation devenir alors la cause aggravante de la mort.

§ XX.

La possibilité d'une complication nerveuse avec les autres asphyxies de submersion, ne peut se supposer que théoriquement ; elle n'a aucun signe cadavérique qui lui soit propre : il est à croire qu'elle entre toujours pour quelque chose chez les submergés qu'on rappelle à la vie.

§ XXI.

Nous passons de l'examen général des causes de la mort par submersion, aux signes cadavériques qui peuvent la faire reconnoître. Les recherches auxquelles nous nous sommes livrés dans les paragraphes précédens, doivent faire pressentir que ces signes ne peuvent former une série invariable ; et qu'ils ne se présenteront qu'en raison des causes qui, dans la submersion, auront décidé ou modifié le genre de mort.

§ XXII.

Comme les signes de la submersion, pris individuellement, sont encore communs à d'autres accidens, nous allons, en les rapportant, indiquer les raisons qui affoiblissent leur valeur, et les soumettre aux restrictions qui leur conviennent.

Les signes auxquels on reconnoît qu'un individu a été submergé vivant, sont :

1°. *L'habitude externe du corps.* Yeux entr'ouverts, pupille très-dilatée. Le cadavre est remarquable par sa pâleur, laquelle résulte du spasme des vaisseaux cutanés, suite de l'effroi au moment de la chute et de l'impression du froid. La langue avance vers les bords internes des lèvres, et celles-ci, ainsi que les narines, sont plus ou moins couvertes d'une bave écumeuse : d'autres fois, cependant, la pâleur n'a pas lieu, on observe une bouffissure de la tête, et en général les caractères qui dénotent extérieurement un engorgement sanguin du cerveau.

Restrictions.

La plupart des cadavres ont les yeux entr'ouverts; la dilatation de la pupille, recommandée par *Fothergil* comme signe caractéristique, peut également résulter de diverses affections spasmodiques, notamment d'affections hystériques, qui auront pu précéder la submersion : elle est encore propre à l'irritation vermineuse et à l'action des principaux narcotiques. La pâleur extrême du cadavre peut être aussi-bien le résultat d'un spasme cutané, suite d'affections morales tristes et éminemment affoiblissantes, de maladies d'inanition, de pertes de sang, etc. D'un autre côté, il est des noyés qui ne présentant d'ailleurs aucun caractère de mort apoplectique, ont néanmoins la surface de la peau rouge et même livide au lieu de l'avoir pâle. Ici les effets sensibles du spasme cutané reçoivent des modifications de l'organisation individuelle, et le sang arrêté dans les extrémités des vaisseaux de la peau, y occasionne une sorte d'ecchymose universelle, fausse, ou, ce qu'on a cru devoir appeler une apoplexie cutanée. La langue qui avance vers les bords internes des lèvres n'est point un signe qui soit exclusivement attaché à la submersion, il a lieu après les apoplexies, les convulsions, les affections catarrhales, graves et mortelles. Il en est à peu près de même de la bave écumeuse.

2°. *L'écorchure des bouts des doigts.*
Les médecins des derniers siècles, *Am-*

broise Paré et *Bohn* surtout, attachoient une grande importance à cette circonstance : on l'attribue aux derniers efforts du submergé, de se soustraire au péril qui menace ses jours.

Restrictions.

Ce signe sera toujours très-équivoque, à moins qu'on ne le considère comme complémentaire, et que l'examen du cadavre se fasse peu de temps après la mort. Outre qu'il est une infinité d'autres circonstances que la submersion, où un mourant peut tenter de semblables efforts, on conçoit qu'il est une infinité de corps solides dans l'eau, qui, même après la mort, peuvent entamer plus ou moins la peau.

3°. *L'état interne de la tête.* Engorgement plus ou moins prononcé des vaisseaux cérébraux.

Restrictions.

Outre que ce signe, ainsi que nous l'avons démontré plus haut, n'est pas, à beaucoup près, de rigueur, il est encore commun aux affections apoplectiques et aux compressions du cerveau, où la submersion n'entre pour rien.

4°. *L'état du cœur et des poumons.* L'arrêt de la circulation dans l'organe pulmonaire y décide une stase sanguine. Le sang arrêté dans le ventricule droit du cœur fait paroître ce dernier gorgé de ce liquide, tandis que le ventricule aortique en est dénué, attendu que les veines pulmonaires cessent d'en charrier à l'oreillette gauche.

Restrictions.

Le même désordre se rencontre dans la plupart des cas où la circulation a été arrêtée brusquement.

5°. *Les contenus de la trachée-artère.* La certitude que nous avons acquise, qu'il ne peut entrer de liquide dans la trachée-artère que du vivant du submergé, qu'il ne peut s'en introduire après la mort, le cadavre eût-il même passé plusieurs jours sous l'eau, doit nous faire considérer l'écume aqueuse et sanguinolente, dans la trachée-artère, comme une marque des plus certaines de la submersion.

Restrictions.

Aussi ce signe seul, pourroit-il suffire pour constater la mort par submersion, s'il ne se rencontroit pas quelquefois après l'asphyxie par inspiration de gaz délétères, après des accès mortels d'épilepsie, et même, après certains cas d'empoisonnement : les conditions suivantes le rendront beaucoup plus concluant.

Lorsque le cadavre du submergé n'a point éprouvé la plus légère atteinte de putréfaction, et qu'il est inspecté peu de temps après la mort.

Lorsqu'on découvre en même temps, dans l'appareil respiratoire, des corps étrangers pareils à ceux qui se rencontrent dans l'eau, tels que de la vase, des débris des végétaux, etc.

Lorsque la glotte est dressée.

6°. *Les contenus de l'estomac.* Il conste par les expériences de *Goodwin* et de *Kite*, ainsi que par ce qui a lieu chez les plongeurs, qu'un submergé peut avaler de l'eau avant que de perdre l'existence : il s'en faut cependant que cette circonstance se produise toujours d'une manière sensible chez les noyés.

Restrictions.

On conçoit qu'un individu peut avaler une assez grande quantité d'eau peu d'instans

avant

avant que de subir tout autre genre de mort que la submersion : en conséquence, il conviendra d'examiner l'eau contenue dans l'estomac, et la comparer avec celle dans laquelle le cadavre aura été trouvé, afin de constater s'il n'existeroit pas quelque rapport marquant entre les deux liquides.

7°. *L'état du diaphragme* ; c'est-à-dire, son refoulement dans l'abdomen. Ce caractère est essentiel, et manque, comme l'affirme *Hebenstreit*, chez tous ceux qui ont été submergés après leur mort. En effet, lorsque le submergé périt par suffocation (ce qui arrive presque toujours), il meurt en inspirant, et cette circonstance doit nécessairement donner lieu à une dépression du diaphragme.

Restrictions.

Je n'assurerai pas qu'on ait remarqué la même circonstance chez ceux qui ont péri par l'action de gaz délétères, mais il me semble que ces substances gazeuses doivent entraîner, quoique d'une manière plus rapide, la même agonie que celle sous l'eau. En effet, l'effort machinal de l'appareil respiratoire de se débarrasser d'une matière contraire à la vie, doit être provoqué avec une intensité au moins aussi grande , que chez les submergés ; et le besoin d'inspirer de nouveau , qui succède à cet effort , n'en existant pas moins chez les uns comme chez les autres , il ne se présente aucune raison physiologique pour que l'asphyxié , par un gaz non respirable , ne soit frappé de mort aussi - bien que le noyé au moment où il cherche à inspirer. Il est à désirer que les médecins-légistes veuillent bien diriger leur attention vers cette présomption, que l'autopsie cadavérique seule peut confirmer.

8°. *L'état du sang.* De tous les caractères cadavériques qui servent à constater la mort par submersion , *la liquidité du sang* est celui auquel les médecins - légistes attachent le plus d'importance (1). Cette liqui-

---

(1) *Si homo vivus in aquam projicitur, sive consilio, sive vi, vel casu, et periit in undis, videbimus sanguinem talis hominis post mortem liquidissimum esse, et ex vena secta illius, ut aqua, fluidum copiosumque effluere; hominis autem interfecti et tunc in aquam præcipitati, sanguinem spissum, tardo, et minime copiosum ex vena secta effluere.* Walter, de morbis peritonæi et apoplexia.

dité se remarque jusque dans les vaisseaux qui pénètrent la substance des os, et c'est particulièrement en dépouillant le crâne de son péricrâne qu'on peut s'en convaincre d'une manière frappante : alors le sang, que l'on a beau étancher avec une éponge, reparoît continuellement en gouttes sur la surface des os : ces gouttes grossissent et ruissellent le long de la tête.

Restrictions.

On observe fréquemment le même phénomène chez les asphyxiés par des gaz méphytiques, et à la suite d'empoisonnemens par certains narcotiques, surtout par l'opium. Ce signe, tout caractéristique qu'il est, pourroît donc conduire à des erreurs dangereuses, si on ne le considéroit qu'isolément, et si on perdoit de vue deux suppositions qui me paroissent mériter quelqu'attention.

N'est-il pas dans l'ordre des choses possibles qu'un individu, après avoir succombé sous l'action d'un gaz non respirable, ou sous celle d'un poison éminemment narcotique, soit jeté à l'eau, afin de donner à l'œil de la justice le change sur la cause réelle du

décès ? La découverte d'un événement pareil ,
par le seul examen cadavérique , sera d'autant plus difficultueuse , que les caractères
les plus saillans des deux seuls genres de
mort à présumer en pareil cas , se confon-
droient dans plusieurs points. La considération suivante pourra cependant répandre quelque jour sur la décision d'un fait qui , si toutefois il a été prévu dans quelques traités
dogmatiques de médecine - légale , n'y a pas
jusqu'à présent été suffisamment apprécié.

L'asphyxie par l'action d'un gaz méphitique , ou bien , l'empoisonnement par un
narcotique , ont deux caractères cadavériques
qui leur sont propres , et que l'on ne rencontre point chez ceux qui ont péri par submersion.

Le premier de ces caractères , après l'action d'un gaz non respirable , est une flegmasie
pulmonaire plus ou moins légère , qui quelquefois s'étend jusqu'au bas-ventre ; et après
l'empoisonnement par un narcotique , une
phlogose quelquefois très-intense de l'estomac
et du canal intestinal ; le second caractère
consiste dans une décomposition animale excessivement rapide ; de sorte que si on avoit
lieu de soupçonner l'asphyxie par un gaz non

respirable ou l'empoisonnement par un narcotique, il seroit à propos d'exposer le cadavre
du submergé après l'avoir examiné extérieurement et intérieurement, dans un lieu qui
ne seroit susceptible, ni d'avancer, ni de retarder la putréfaction, et d'en observer attentivement le décours : on induiroit alors de
sa rapidité, jointe aux autres circonstances,
à la cause externe de la mort.

§ XXIII.

De ce qui vient d'être dit jusqu'à présent, résulte, que les signes suivans seront
ceux qui dénoteront principalement la mort
avant la submersion.

1°. La présence d'une ou de plusieurs lésions mortelles, et qu'on ne peut supposer
avoir été infligées sous l'eau ; telles sont l'empreinte ecchymosée d'un lien qui auroit été
appliqué autour du cou, des blessures par
des armes à feu, des traces d'empoisonnement, etc.

2°. L'absence des caractères externes indiqués ci-dessus.

3°. L'absence d'eau et de corps étrangers
dans la trachée-artère et dans l'estomac.

4°. L'état de *colapsus* des poumons, et l'absence d'une stase sanguine dans cet organe ; le *colapsus* du bas-ventre et une tension du diaphragme, qui ne dépasse point celle naturelle.

5°. La coagulation de la masse du sang.

§ XXIV.

La série des phénomènes cadavériques que je viens d'exposer et la critique sévère à laquelle je les ai soumis, prouveront que si la prudence et la réserve doivent être généralement les compagnes inséparables du médecin-légiste, il en aura un besoin tout particulier lorsqu'il s'agira de confirmer ou d'infirmer la mort par submersion. Ce ne sera donc que sur un ensemble imposant de données qu'il devra asseoir son jugement, et ne jamais distraire de la masse à laquelle il appartient, un phénomène quelqu'essentiel qu'il puisse être, pour ne décider exclusivement que sur sa présence ; il devra encore apprécier avec un soin minutieux quelle a pu être sur la mort par submersion, l'influence possible de certaines causes locales, tellement individuelles, qu'on ne sauroit ni les prévoir ni les classer dans un traité dogmatique (1) ; enfin, il ne perdra pas de vue que la mort par submersion peut par fois être précédée de tentatives homicides dont les traces extérieures ne peuvent être saisies. Ne seroit-il pas, en effet, possible qu'un suicide tourmenté par les angoisses de l'empoisonnement ne devançât l'effet du poison en se jetant à l'eau ?

C'est dans de pareils cas que le médecin-légiste devra faire preuve d'une sagacité que l'étude perfectionne sans pouvoir la donner, parce qu'il est impossible de la réduire en préceptes spéciaux, mais que lui suggérera une application individuelle à la fois prudente et raisonnée des principes généraux de la science.

---

(1) M. Fine, par exemple, remarque que les habitans de Genève ont l'habitude de se baigner après le repas, ce qui doit faciliter la mort par submersion avec congestion cérébrale. Le même auteur observe que l'impétuosité des eaux du Rhône en même temps que la multitude des maisons qui bordent ce fleuve, des moulins établis dans le milieu de son courant, donnent souvent lieu à des blessures plus ou moins graves, et qui résultent de ce que les submergés sont tout à coup entraînés contre les pilotis ou dans les rouages des moulins.

FIN.

ERRATA.

Page 25, ligne 10, vertricules, *lisez :* ventricules.

Page 26, dans la note, Bhon, *lisez :* Bohn.

Page 28, ligne 22, étangers, *lisez :* étrangers.

Page 50, ligne 1 , de concrétions, *lisez :* des concrétions.

Page 60, ligne 12 , Champeux, *lisez :* Champaux.

Page 96, ligne 17, l'incision, par du sang, *lisez :* par l'incision , du sang, etc.

Page 105 , dernière ligne de la note, de la vie, *lisez :* pour ou contre la vie.

Page 142, ligne 14 , ces poumons, *lisez :* les poumons.

Page 176 , ligne 14, des végétaux , *lisez :* de végétaux.